Hans Donner

Arteriosklerose - Die Verkalkung der Arterien

Hans Donner

Arteriosklerose - Die Verkalkung der Arterien

ISBN/EAN: 9783957007766

Auflage: 1

Erscheinungsjahr: 2016

Erscheinungsort: Norderstedt, Deutschland

Hergestellt in Europa, USA, Kanada, Australien, Japan
Verlag der Wissenschaften in Hansebooks GmbH, Norderstedt

Über
Arteriosklerose.

Verkalkung der Arterien

Dr. med. H. Donner
Arzt in Stuttgart.

Verlag von Zahn und Seeger Nachf., Stuttgart.

Vorwort.

Die Arteriosklerose stellt eine der gewöhnlichsten und weitverbreitetsten Erkrankungsformen des Kreislaufapparates dar, die namentlich in höherem Lebensalter jenseits der 50er Jahre, häufig aber auch schon viel früher, auftritt. Obwohl sklerotische Veränderungen der grösseren Arterien, besonders in der Aorta und in ihren Teilungsästen bei den meisten älteren Personen nach dem Tode gefunden werden, so sind dieselben keineswegs immer so hochgradig, dass durch ihr Vorhandensein ernstliche Störungen des Blutkreislaufs entstehen; wo indessen der Prozess eine gewisse Ausdehnung erlangt und namentlich sich auf die kleineren Capillar-Arterien ausbreitet, pflegen solche Störungen für die Dauer nicht auszubleiben. Die durch sie hervorgerufenen Symptome sind alsdann auch meist so charakteristisch, dass die Erkenntnis des Leidens innerhalb des Lebens nicht besonders schwierig ist. Es ist nicht zu viel gesagt, wenn man behauptet, dass die Häufigkeit der mit ernstlichen Krankheitserscheinungen einhergehenden Fälle von Arteriosklerose diejenigen der Klappenaffektionen nicht nur erreicht, sondern sogar um ein Erhebliches übertrifft. Um so befremdlicher ist es, dass die Litteratur fast noch keine umfassende Beschreibung der Krankheit aufweist.

Ich habe es deshalb für angezeigt gefunden, diese Krankheit einmal eingehend zu schildern. Ich fühlte mich dazu berechtigt, weil ich seit einer langen Reihe von Jahren alles deutsche, als eine der häufigsten Krankheiten des Cirkulations-Apparats, sondern vor allem, weil die Diagnose nur dann den therapeutischen Zwecken dienen kann, wenn sie sehr f r ü h z e i t i g gestellt ist; mit anderen Worten, der Arzt muss den B e g i n n der Funktionsveränderungen diagnostizieren, er darf nicht warten, bis deutliche Erscheinungen von Verhärtungen eingetreten sind, bis die Funktionsveränderungen zu Funktionsstörungen und die Funktionsstörungen zu Gewebsentartung, zu Herzdegeneration geführt hat.

Für den diagnostizierenden Arzt kann die Art und Grösse der Veränderung der Gefässwand nur dann Interesse haben, wenn damit eine genaue Kenntnis des Grads der noch vorhandenen Leistungsfähigkeit verbunden ist, er muss die Störungen in der Thätigkeit des Protoplasma (der Grundsubstanz) der Organe erkennen, solange noch die Möglichkeit vorhanden ist, einen Ausgleich herbeizuführen.

Die Feststellung, dass eine Gefässwand verdickt und das Lumen eines Gefässes bereits verengert ist, hat nur einen bedingten Wert, da einerseits ein solches Hindernis für den Blutstrom bei sonst geringen Anforderungen an ausserwesentliche Arbeit durch eine andere Verteilung der Leistung auf gesunde Elemente, durch grössere Stärke des Betriebs und durch Vermehrung der Schnelligkeit des Blutlaufs ausgeglichen werden kann, und da andererseits, wenn dieser Ausgleich nicht mehr möglich ist, die so erlangte diagnostische Sicherheit keinen Vorteil für die Behandlung bietet; denn dann kommen wir mit allen therapeutischen Massnahmen zu spät.

Nur für den Anatomen kommt die Grösse und Lokalisation der Grösse und Zerstörung im Gewebe — der letzte Akt des Dramas — in Betracht; für den Arzt aber, der helfen soll, muss jede objektiv bemerkbare Abweichung von der normalen Funktion, und selbst jede wesentliche Abweichung in dem subjektiven Befinden des Patienten bedeutungsvoll sein und zur genauen Prüfung auffordern, ob sie bereits auf eine wesentliche Veränderung in den Anforderungen oder

Leistungen hinweist, ob es sich um eine drohende oder bereits begonnene Arteriosklerose handelt. Hierin wird leider so oft, man kann sagen, fast immer gefehlt.

Es ist nicht leicht, ein Bild der Pathogenese, der arteriosklerotischen Veränderungen zu geben, doch werde ich versuchen, das wichtigste davon in, wie ich hoffe, leicht fasslicher Form wiederzugeben.

Man kann als Definition der Grundlage der arteriosklerotischen Veränderungen, d. h. der Funktionsveränderungen im Organismus, die sich schliesslich auch durch Gefässveränderungen dauernd manifestieren, im allgemeinen nur angeben, dass bei vielen Menschen infolge von erhöhter veränderter Arbeit des Protoplasmas der Gewebe und Organe unter den Erscheinungen erhöhten Drucks im Arteriensystem und stärkerer Beschleunigung des Blutstroms in den grossen Arterien sich allmählich Vergrösserung des Herzens und eine Verdickung der gesamten Arterienwand oder der einzelnen Häute ausbildet, die natürlich entsprechend dem Verlauf, d. h. dem Sitz und der Stärke der lokalen oder allgemeinen geweblichen Veränderung, das Krankheitsbild wesentlich beeinflusst und ihm auch, je nach dem Eintritt oder Mangel der Ausgleichsfähigkeit für die verschiedenen, schnell sich ausbildenden Funktions- und Gewebsstörungen in den einzelnen Gebieten spezifisch wesentliche Züge verleiht, auf die ich später zu sprechen kommen werde.

Geschichtliches.

Schon bei Canstatt*) finden wir eine erschöpfende Schilderung der „Altersveränderung des Gefässsystems", und Mekkel hat schon mehrere Jahrzehnte vorher in seiner „menschlichen Anatomie" die Veränderung der Arterien bei alten Leuten sehr treffend geschildert.

Die Anschauungen dieser alten Autoren waren allerdings teilweise sehr merkwürdig und originell, aber die Hauptsache

---

*) Cannstatt, Krankheiten des höheren Alters, Erlangen 1839.

war ihnen doch bekannt. Auch das so häufige frühe Auftreten der Arteriosklerose war damals schon bekannt. So erzählt Stevens*) im Jahr 1810, dass er schon nach dem 30. Lebensjahr sehr häufig Verknöcherungen der Arterien gefunden habe. Auch bei Mascagni**) finden wir genaue Angaben über die Arterienverkalkung. Er hat es schon festgestellt, dass die Abnahme der Ernährung, der Entwickelung tierischer Wärme und des Lebensturgors durch eine Verengerung und ein Schwinden der kleinsten Arterien bedingt sei, dass aber die Venen nur selten von dieser Krankheit ergriffen werden. Auch Bichat stellt jede Veranlagung der Venen zur Verknöcherung in Abrede, während manche anderen Schriftsteller solche Verknöcherungen an den Venen gefunden haben. So Haller und Goschwitz an der Gebärmutter, Palfyn an der Goldader, Salzmann an der vena cruralis, iliaca und saphena.

Eine sehr annehmbare Schilderung findet sich auch bei Frank***), welcher die Arteriosklerose mit der Gicht in Zusammenhang bringt. Alle jene Ursachen, sagt er, welche der Altersdyscrasie Vorschub leisten, scheinen auch die Entstehung der arteriosklerotischen Verkalkungen zu begünstigen, und Canstatt schreibt im Jahr 1839: Heilbar ist die Verknöcherung der Arterien, wenn sie sich einmal gebildet hat, wohl nicht; vielleicht lässt sich aber der abnorme Ossifikationsprozess beschränken. Das Leben kann oft lange, ungeachtet der weit vorgeschrittenen Verknöcherung grösserer Arterienstämme (eines grossen Teils der Aorta, der Carotiden) bestehen, wenn der Collateral-Kreislauf die mangelnde Zufuhr des Bluts zu den betreffenden Organen durch die Hauptzweige ersetzt.

Die Lithiasis der Arterien schreitet aber rasch vorwärts, sobald Nieren- und Hausausscheidung träge und mangelhaft

---

*) Stevens (in Med. chir. transact. Vol. r. p. 434).
**) Mascagni, Geschichte und Beschreibung der Saugadern des menschlichen Körpers, übersetzt und vermehrt von Ludwig; Leipzig 1789, pag. 28.
***) Frank, Prax. med. pract. II., Vol. II. Sect II. 1775. pag. 314.

vor sich gehen, und manche Thatsachen scheinen zu Gunsten der Vermutung zu sprechen, das sich zuweilen das arterielle System mittels harnartig riechender Schweisse durch die Haut von der ihm drohenden und sich mehren wollenden Ablagerung von Salzen in seinem Gewebe zu befreien suche."

Wir sehen, dass auch diese alten Autoren schon eine annähernd richtige Anschauung über die Arteriosklerose hatten. Eine der besten Schilderungen von früheren Autoren fand ich bei Durand-Fardel*). Er hat die einzelnen Erscheinungen schon ganz genau gekannt, nur hat er angenommen, dass die Protoplasmastörungen, die Störungen in der Funktion der Gewebe, Folge der Veränderung der Arterienwandung sei, während man heutzutage fast allgemein annimmt, dass die Störungen der Protoplasmathätigkeit den Störungen der Arterien vorausgehen, resp. sie veranlassen. Ich will kurz einige der wichtigsten Sätze Durand-Fardels anführen, um zu zeigen, wie im Beginn des Jahrhunderts die Anschauungen über Arterienerkrankungen im Alter beschaffen waren. Unter anderem schreibt er: „Man beobachtet fast keine akuten Krankheiten des Kreislaufsystems bei alten Leuten. Die Venenentzündung ist bei ihnen sehr selten und die akute Arterienentzündung wird gar nicht beobachtet. Indessen erleiden die Arterien bei Greisen gewöhnlich tiefe und mannigfache Veränderungen, wovon die einen von alten und während früheren Lebensperioden entstandenen Erkrankungen herrühren, und die anderen sich infolge einer mit dem Fortschreiten des Alters oder mit dem langen Gebrauch der Organe zusammenhängenden Ursache, die wir jedoch ihrer organischen oder chemischen Natur nach unmöglich bestimmen können, zu entwickeln scheinen."

Ein anderer Autor, Bichat**), versichert, dass unter 100 Individuen 80 sich befinden, welche nach dem 60. Jahre Incrustationen darbieten. „In rein pathologischer Beziehung,

---
*) Durand-Fardel, Krankheiten des Alters, Paris 1825.
**) Bichat, Anatomie générale, A. I. p. 281. 1818.

sagt Durand-Fardel, haben diese Veränderungen gleichfalls dieselbe Art von Bedeutung wie diejenigen, welche an den Herzostien vorkommen. Bei einer sehr langsamen und sehr allmählichen Entwickelung, die kaum ein Organisationsvorgang zu sein scheint, äussern sie keine Rückwirkung auf den ganzen Organismus, sie haben keine Symptome und man kann nicht sagen, dass es Krankheiten sind; und wenn sie nicht die der Körperoberfläche naheliegenden und dem Tastgefühl zugänglichen Arterien erreichen, ist es unmöglich, ihre Existenz wahrzunehmen. So verhält es sich, solange sie sich nicht der freien Thätigkeit der Funktionen widersetzen, d. h. solange sie nicht den Lauf des Bluts im Innern der arteriellen Kanäle obstruieren. Aber wenn sie in einem gewissen Grade das Lumen etwas voluminöser Arterien verengert oder obliterirt haben, so entstehen daraus funktionelle Störungen, selbst schwere Zufälle, und was gestern nur eine reine Texturänderung war, wird heute zu einer der schrecklichsten Krankheiten.

Kurz, man kann die Art und Weise, in welcher diese Arterienveränderungen zuletzt den Organismus bedrohen, mit nichts passenderem vergleichen als mit der allmählichen Verstopfung eines Ganges oder einer Röhre durch successive Ablagerungen, nur kommen diese Ablagerungen nicht auf Kosten der cirkulierenden Flüssigkeit, sondern der dieselbe einschliessenden Wände zustande."

Bizot hat zuerst eine genaue Schilderung der im Innern der Aorta sich abspielenden Entzündungsprozesse entworfen. Nach einer sehr genauen Schilderung der Fälle, die er selbst behandelt und nachher durch Autopsie festgestellt hatte, sagt er: „Es ist schwer, den Grad zu beschreiben, in welchem diese Desorganisationen der Aorta vorhanden sein können. Das Innere der Aorta der Greise bietet manchmal, so zu sagen, ein chaotisches Bild, das Bild der Zerstörung dar, von welcher gewiss tiefe und ulcerierte Tumoren allein, wenn auch unter andern Verhältnissen und andern Formen, einen Begriff geben können. Alle Grade, alle möglichen Varietäten können übrigens zur Beobachtung gelangen. Manchmal sind es nur einige durch eine dünne Schichte atheromatöser Masse unter der intakten Innenmembran gebildete Hervorragungen; einige Knorpelplatten, eine oder zwei isolierte Platten. Andere Male ist keine Stelle an der Innenfläche der Aorta vorhanden, an welcher man eine andere Spur der Innenmembran, als einige zerstreute Fragmente auffinden kann. Man sieht nur noch einen formlosen Haufen atheromatöser Masse, von der Innenmembran losgerissene Fetzen, den Wänden noch anliegende Knorpelplatten, hervorragende Knochenplatten, die überall scharfe unregelmässige Kanten haben, tief in die atheromatöse Masse eindringende Geschwürsbildungen, eine schwarze, wie jauchige Masse, die zwischen diesen verschiedenen Produktionen hindurchsickert, und von Bizot mit dem schwarzen Kothe verglichen wird, welchen man auf dem Strassenpflaster findet, fibrinöse in den Spalten der Länge nach vom Blute angehäufte Ablagerungen, sich windende Vertiefungen, im Innern dieser Desorganisationen gebildete Höhlen."

Diese Beobachtungen Bizots über die isolierte und voneinander unabhängige Entwickelung der Knorpel- und Knochenmasse an den Arterien sind vollkommen richtig. Von anderen französischen Autoren haben Bichat[*] und Laennec[**] dies bestätigt. Beide haben ebenfalls Knorpelplatten einerseits und atheromatöse und knöcherne Produktionen andererseits unterschieden und haben festgestellt, dass erstere von der mittleren Arterienschicht, letztere von der inneren Arterienhaut ausgehen. Auch die neueren Untersuchungen haben dies teilweise bestätigt. So sehr auch im einzelnen die Ansichten der neueren Forscher (Rokitansky, Virchow, Donders, Jansen, Günsburg, Engel, Rosse u. a.) über das Wesen und Zustandekommen des atheromatösen Prozesses diver-

---

[*] Bichat, Anatomie générale, A. II, p. 283.
[**] Laennec, traite de l'auscultation, 3 édit. A. III. p. 283.

gieren, so stimmen sie doch sämtlich darin überein, dass die innere Arterienhaut als die eigentliche Bildungsstätte dieser Produktionen zu betrachten ist.

Rokitansky betrachtet den hierbei stattfindenden Vorgang als eine Massenzunahme der inneren Gefässhaut durch Auswachsen derselben zu einer pseudomembranösen Bindegewebsneubildung.

Diese Neubildung geht nun entweder eine Fettmetamorphose oder eine Verknöcherung ein: Bei der Fettmetamorphose, dem atheromatösen Zerfall, dem Atherom der Arterien, zerfällt die Neubildung zu einer dem Erbsenpure ähnlichen gelben, aus Cholestearinkrystallen, Fetttröpfchen, Kalksalzen, grösseren Fettanhäufungen und zuweilen Pigment bestehenden Masse. Diese von den tieferen Gefässschichten beginnende atheromatöse Umwandlung schreitet nun gegen das Lumen der Arterien vor und durchbricht endlich die Innenhaut. Das Atherom, von teils verflachten, teils ausgefransten Rändern umgebenen Geschwüren bestehend, steht nun in Verbindung mit dem Blut, von dem es teilweise weggeschwemmt wird. Bisweilen verkreidet das Atherom, wobei es zu einer dicken, mörtelartigen Masse verwandelt wird.

Die Verknöcherung beginnt gleichfalls in den tieferen Schichten jener Neubildung, welche nach und nach verknöchert und nach innen rückt, bis sie als Knochenplatte nackt auf der Innenfläche des Gefässes zum Vorschein kommt. Meist atrophiert die mittlere Gefässschicht unter dieser Knochenproduktion. Bei grosser Ausdehnung dieser Verknöcherung wird das Gefäss zu einer einknickbaren, starren knöchernen Röhre verwandelt.

Virchow[*]) dagegen unterscheidet vor allem die einfache Fettmetamorphose der Arterien von dem atheromatösen Prozess, dem ein entzündlicher Vorgang zugrunde liegt.

---

[*]) Virchow, Gesamte Abhandlungen. S. 492—513 und Wiener mediz. Wochenschrift 1856, 51 und 52.

Alle Autoren, die in diesem Gebiet Forschungen gemacht haben, waren darüber einig, dass bei der Altersveränderung der Arterien zwei Reihen von Produktionen vorherrschen, das Fett und die erdigen Salze.

Vogel*) hat angenommen, dass bei Greisen die kalkhaltigen Teile im Blut vorherrschen. „Die Umstände, sagt er, welche gewisse Substanzen, Fett, erdige Salze, selbst lösliche Salze, die in den animalischen Flüssigkeiten enthalten sind, dazu bestimmen, sich von der allgemeinen Ernährungsflüssigkeit auszuscheiden, sind oft schwer zu ermitteln. Häufig ist es jedoch der Fall, dass die Quantität dieser Substanzen in ausserordentlicher Weise im Blut zunimmt. Dies ist besonders hinsichtlich der Verkalkungen der Fall, welche man nicht nur an einigen Stellen des Körpers, sondern in vielen Parteien zugleich antrifft, wie z. B. die Verknöcherungen, welche häufig eine grosse Zahl Arterien bei im Alter vorgerückten Individuen ergreift. In solchen Fällen ist man sehr berechtigt, zu behaupten, dass eine allgemeine Disposition zur Bildung der Konkretionen vorliegt."

Aber nicht weniger bemerkenswert ist das Vorherrschen von fettigen Bestandteilen in den Veränderungen der Arterienwandungen. Cholestearin tritt besonders sehr häufig in denselben auf (Bizot, Lebert). Becquerel und Rodier haben gefunden, dass das Cholestearin im Blut an Quantität in dem Masse zunimmt als man im Alter vorrückt und dass dasselbe erst von 40—50 Jahren wahrzunehmen ist. Feststeht, dass bei älteren Leuten der phosphorsaure Kalk eine auffallende Tendenz hat, integrierender Bestandteil der Organe zu werden, die ihn in normalem Zustand nicht enthalten (Bricheteau). Sollte diese Tendenz zur Versteinerung, d. i. zur salinischen Incrustation der Organe vielleicht daher rühren, dass diese Substanzen, wie Vogel annimmt, im Blute zugenommen hät-

---

*) Vogel, Allgemeine patholog. Anatomie. 1847. pag. 508. — Die Seitenzahl bezieht sich auf die franz. Ausgabe, die deutsche ist mir nicht zur Verfügung gestanden.

ten? Und könnte man vielleicht mit Legroux sagen, dass eine salinische Plethora vorhanden sei? Oder sollte das Vorherrschen der salinischen Elemente nicht einfach mit der Abnahme der in dem Blute zirkulierenden und in den Geweben abgelagerten assimilierbaren organischen Bestandteile zusammenhängen und davon herrühren?

Lobstein sagt, dass so oft ein Organ nicht mehr den Funktionen dient, für welche es bestimmt ist, und infolge dieses Umstandes sein Parenchym welke und trocken wird, man den phosphorsauren Kalk sich seiner bemächtigen sieht.

François hat behauptet, dass nach jener Hypothese von einem Vorherrschen der salinischen Bestandteile alle Gewebe des Organismus in gleicher Weise von Kalksalzen geschwängert sein müssten. Legroux widerlegt diesen Einwurf und macht dagegen geltend, dass die Ablagerung phosphorsauren Kalkes natürlich in den Geweben zustande kommt, deren Vitalität am wenigsten ausgesprochen, deren Gefässreichtum der wenigst beträchtliche ist, dass der phosphorsaure Kalk, wenn er einmal abgelagert, in den resorbierenden Gefässen nicht mehr Thätigkeit genug findet, um ihn in den Cirkulationsstrom zurückzuführen. Aber dieser Schriftsteller macht hierauf selbst den Einwurf, dass nach dieser Hypothese die salinischen Incrustationen in demselben Grade nach der ganzen Ausdehnung des arteriellen Systems auftreten müssten, weil kein Grund vorhanden ist, warum eine Partie vorzugsweise und tiefer ergriffen sein sollte, als eine andere. Hodgson hat auch bemerkt, dass, wenn die knöcherne Entartung Wirkung des Alters wäre, ihre Ausbreitung und die Quantität der in die Gewebe abgelagerten Kalksalze in geradem Verhältnisse zum Alter der Individuen stehen müssten.

Wir können derartige Einwürfe nicht als sehr ernstliche betrachten. Wenn man behauptet, dass die salinische Incrustation der Arterien vielmehr als eine natürliche Folge der Fortschritte des Alters wie als ein genau pathologischer Zustand zu betrachten sei, so will man damit nicht diesen Umstand mit den physiologischen Bedingungen auf eine gleiche Stufe stellen, ohne deren Erfüllung die natürliche Entwicklung unserer Organe nicht zustande kommen kann. Wir würden selbst nicht mit Rostan zu behaupten wagen, dass die senile Verknöcherung eine eben so normale Erscheinung sei, als das Weisswerden der Haare im Alter. Keiner der charakteristischesten Zustände des Greisenalters, die Obliteration der Capillaren, die Atrophie des Gehirns, die organische oder functionelle Abstumpfung der Sinne ist regelmässigen und absoluten Gesetzen unterworfen. Die beträchtlichsten Diathesen des Organismus manifestieren sich nie in allen Organen, noch an allen Stellen eines Organs zugleich. Wenn man für die Annahme einer primären Ablagerung der Kalkincrustationen in den Arterien, sei es infolge einer fehlerhaften Secretion oder der mit den Fortschritten des Alters zusammenhängenden ungenügenden Resorption verlangt, dass diese Ablagerung sogleich an allen Stellen eines Systems zustande komme, so ist dies nicht vernünftiger, als wenn man verlangt, dass sie in demselben Augenblicke an allen Punkten des Organismus auftrete. Die am besten begründeten Hypothesen, die sichersten Erklärungsweisen lassen immer etwas zu wünschen übrig, und bei einer derartigen Frage nicht zu wissen, warum Incrustationen sich vielmehr an einer Stelle der Aorta, als an einer andern ablagern, ist noch kein grosser Fehler.

Ich hätte noch eine grosse Anzahl von Autoren anführen können, die sich mit der wichtigsten Frage der Verkalkung der Arterien beschäftigt haben, doch mögen die Genannten genügen.

Bevor ich aber an die Schilderung der Symptome, der Ursache und des Verlaufs der Arteriosklerose gehe, halte ich es im Interesse eines richtigen Verständnisses des ganzen Prozesses für notwendig, auch das wichtigste über die anatomischen und histologischen Veränderungen bei der Arteriosklerose zu besprechen.

Anatomische und histologische Veränderungen bei der Arteriosklerose,

Man unterscheidet bei der Arteriosklerose akute und chronische Entzündungszustände. Die akute Entzündung spielt sich vorzugsweise auf der Innenhaut, dem sogenannten Endothel der Arterien ab, und wird Endarteriitis genannt. Den Charakter einer akuten Entzündung aber zeigen die gewöhnlich zu konstatierenden Veränderungen bei Arteriosklerose verhältnismässig selten, da die akute Inanspruchnahme der Reserveapparate und Reservekräfte der grossen Gefässe, die doch notwendig wird, wenn ganze Arterienbezirke akut entzündet sind, mit dem Leben nicht lange vereinbar ist. Nur bei ausgebreitetem Eindringen von Bakterien, wo diese selbst oder ihre Produkte als höchster Reiz die chemische Gewebsarbeit über alles Mass in Anspruch nehmen, also bei schwerer Blutvergiftung (Pyaemie), bei akuter Tuberkulose (Miliartuberkulose) kommt es ebenso wie bei der Einwirkung gewisser, schnell in den Kreislauf gelangender und wegen Untüchtigkeit der Ausscheidungsorgane nicht schnell genug ausscheidbarer Gifte, oder bei Aufnahme von Entzündungsprodukten aus der Haut zu akuter Endarteriitis der mittleren und grösseren Gefässstämme (schwerer Scharlach, Verbrennungen höheren Grads).

Hier wird natürlich auch das Herz in ganz bedeutender Weise in Anspruch genommen und dies erklärt auch die ganz enorme Herzschwäche, die oft monate-, ja jahrelang nach akuten Infektionskrankheiten (Typhus, Scharlach, Influenza etc.) zurückbleibt und oft Veranlassung zu schweren Herzstörungen giebt.

Ist dagegen der Reiz, der die Capillaren und kleinsten Gefässe trifft, nur gering, so vernichtet die Innenhaut (das Endothel) desselben ihn durch die Activität, durch die vermehrte Thätigkeit der eigenen Zellen, ohne dass die Leistung des Gesamtorganismus, d. h. die Arbeit der Wand der grösseren Gefässe oder gar der Aorta (der Hauptschlagader) in Anspruch genommen wird. Es bildet sich in diesem Falle bloss eine Schwellung und Verdickung an der angegriffenen Stelle, die nachher wieder verschwindet. Ist der Reiz aber stärker und dauert er länger, so findet eine Anhäufung von zelligen Elementen statt; es bilden sich kleine Blutaustritte und Fibrinniederschläge, wodurch allmählich dauernde Veränderungen an den Arterienwandungen entstehen. Die beim akuten schwachen Reiz vorkommenden Veränderungen, die also wieder verschwinden können, sind identisch mit denen, die bei einfacher Erhöhung des Blutdrucks, ohne dass ein qualitativ anderer Reiz ins Blut kommt, sich zeigen, also z. B. bei vermehrter Arbeit eines Organs oder des ganzen Körpers, wenn diese nicht zu lange dauert.

Bei chronischen oder qualitativ sehr verändertem Reiz aber giebt es, wie schon bemerkt, dauernde Veränderungen. Die Endstadien dieser geweblichen Veränderungen aber, wie man sie bei der Sektion zu Gesicht bekommt, ergeben nicht, durch welche Form der Reize oder der Arbeit die Untüchtigkeit und Atrophie der Gewebe und der Verschluss der Gefässe herbeigeführt wird. Nur das eine ist sicher, dass eine blosse Erhöhung des Drucks und der Geschwindigkeit in den Gefässen ohne die Einwirkung qualitativ verschiedener Reize die akuten entzündlichen Erscheinungen, die vorzugsweise durch die Auswanderung weisser Blutkörperchen und nachfolgender Konsolidierung von histologischen Veränderungen charakterisiert sind, nicht herbeiführen kann. In der überwiegenden Mehrzahl der chronischen Fälle hingegen können die sklerotischen Veränderungen in der Innenhaut der Gefässwand (Endothel, daher endosklerotische Veränderungen) ebenso das Produkt einer Aenderung der Qualität, wie der Quantität der Reize sein. Jedenfalls ist der sichere Nachweis der einen oder anderen Ursache, der ja nur auf Grund der frühesten Stadien der Gewebsveränderungen geliefert werden kann, hier durch die Sektion kaum zu erbringen. Die Verkalkungen aber, welche sich in der mittleren Gefässschicht, der sogenannten Media oder Muskelschicht und in der äusseren Gefässschicht (Peri-arterielle Prozesse) abspielen, sind wohl stets nur die Folge einer dauernden Erhöhung der quantitativen Auslösungsvorgänge, d. h. hier wirkt kein qualitativer Reiz mit, sondern nur eine quantitativ vermehrte Inanspruchnahme.

Man kann also die eigentliche Arteriosklerose allerdings auch in die Kategorie der entzündlichen Störungen rechnen, aber man muss sich dann darüber klar sein, dass hier der Prozess in vielen Fällen nicht durch anomale oder spezifische (qualitativ verschiedene) sogen. entzündliche Reize, sondern nur durch dauernde oder besonders starke Einwirkung der normalen Reize, wie sie die Nahrung, Arbeit und die sonstigen Lebensbedingungen liefern, ausgelöst wird.

Es handelt sich also meiner Auffassung nach bei der gewöhnlichen Form der chronischen Arteriosklerose um eine maximale, oft nur quantitative Steigerung einer auch in der Norm — natürlich in ganz unmerklichen Graden — schon vorhandenen Leistung des Gefässapparats.

Wenn in irgend einem Gewebe eine stärkere Arbeit stattfindet, so müssen die betreffenden Arterien ebenfalls eine grössere Arbeit leisten, als in der Norm; um dieses für die Dauer leisten zu können, müssen Veränderungen an ihren Wandungen vor sich gehen (man nennt dies Kompensationsbestrebungen), es findet eine Vergrösserung der bereits vorhandenen Elemente, wie auch die Bildung neuer statt. So haben wir dann im ersteren Falle die Verstärkung der muskulären, bindegeweblichen und elastischen äusseren Schichten, im zweiten Falle die Wucherung der innersten Gefässschicht, der Intima, und die verschiedenen quantitativen und qualitativen Veränderungen im Protoplasma (den eigentlichen Organzellen) des stärker arbeitenden Gewebes. Die verschiedene Ausbildung dieser Vergrösserung oder die Neubildung von Geweben und die Kompensation beider untereinander gestaltet dann schliesslich das wechselnde Bild der Arteriosklerose. Wer sein Gehirn, seine Leber, sein

Herz, seine Nieren, seinen Darm etc. zu sehr in Anspruch nimmt, wird in diesen Organen zuerst infolge der vermehrten Arbeit Veränderungen der verschiedensten Art an den Arterien bekommen. Ueberhaupt spielt sich der erheblichste Teil des Vorgangs, die hauptsächlichste Arbeitssteigerung und Geässveränderung mehr an den kleineren und kleinsten Gefässen ab, als an den grösseren, an denen die Gewebsveränderungen aber leichter erkennbar sind, weshalb sie gewöhnlich als die wahre und einzige Ursache der Störungen aufgefasst zu werden pflegen.

Jedenfalls spricht der Befund an den kleineren Gefässen des Herzens, der Nieren, des Gehirns, der Leber, die so häufig Wucherungen der inneren Schicht der Gefässhaut (Endothelwucherung) und Wandverdickung zeigen, für diesen Zusammenhang der Erscheinungen, und die sklerotischen Veränderungen an den Abgangsstellen grösserer Arterienäste scheinen weniger auf die Grösse des lokalen Drucks und der lokalen Disposition der Arterienwand (durch vermehrten Andrang von Blut infolge vermehrter Herzarbeit, wie manche Autoren irrtümlich angenommen haben) als auf der Grösse der Arbeit zu beruhen, die ein solcher Teil leisten muss, weil in seinem Endgebiet in irgend einem Organ oder Gefässsystem eine vermehrte Arbeit gefordert wird. Die so oft vorkommende Sklerose an den Abgangsstellen grösserer Aeste ist somit das Zeichen der Verstärkung der Wandarbeit, die dazu bestimmt ist, einen grösseren Teil des Blutstroms in eine bestimmte Richtung zu lenken.

Bei den meisten unserer arteriosklerotischen Patienten sind die zu Funktionsänderungen an den Gefässen führenden Reize sehr chronisch. Ihr direkter Einfluss ist höchst gering und nur durch die lange Zeit ihrer Einwirkung nach und nach bedeutend. Dagegen giebt es Menschen, die eine besondere Veranlagung, eine besondere Disposition haben, eine angeblich primäre Schwäche des Blutgefässystems oder des ganzen Körpers, eine Unfähigkeit, dauernde Arbeit zu leisten, oder Spannkraftmaterial, das zur Erhaltung und Kräftigung der Blutgefässe nothwendig ist, anzuziehen und zu verarbeiten, oder eine besondere Erregbarkeit, d. h. die Fähigkeit, schon auf kleinste Reize in grosse Erregung zu kommen und grosse Umsätze zu erzielen, — diese Disposition, die man heutzutage in unserem nervösen und abgearbeiteten Zeitalter weit häufiger findet als früher, bewirkt eine wesentlich schnellere Ausbildung der geweblichen Aenderungen. — So finden wir bei einem grossen Krankenmatrrial heutzutage schon beängstigend viele, relativ junge Menschen, 25—40 Jahre alt, bei denen die Aenderung der Arterien, die doch sonst nur dem Alter zugeschrieben wird, in ausgesprochener und die Fortdauer des Lebens und der Arbeitsfähigkeit schwer bedrohender Weise nachzuweisen ist.

Deshalb zeigt sich die Thätigkeit oder das Versagen der Ausgleichsbestrebungen oft sehr spät durch Verdickung oder Ueberbildung oder durch die Anwesenheit sogenannter trophischer Störungen der Wand (Verfettung, Brüchigwerden, Verkalkung), während in anderen Fällen die Erscheinungen sich schon frühzeitig durch ausgleichende, vergrössernde und umbildende

Aenderungen der Elemente der inneren Schicht der Intima und der Muskelschicht dokumentieren.

Nach all dem Gesagten werden wir wohl annehmen müssen, dass die Wurzeln der arteriosklerotichen Gewebveränderungen nicht immer da zu suchen sind, wo wir sie für gewöhnlich suchen, und dass die Arteriosklerose nur der späte Ausdruck von Aenderungen im Capillargebiet (im Gebiet der allerkleinsten Gefässchen), im eigentlichen Protoplasma ist, die durch veränderte und vermehrte Arbeit in den verschiedensten Teilen des Cirkulationsapparats nach Möglichkeit ausgeglichen werden sollen und häufig auch anszugleichen sind.

Da aber die feinsten Veränderungen im Protoplasmagebiete und an den Capillaren oft — und jedenfalls in frühen Stadien immer — für unsere Methoden nicht nachweisbar sind, oder da man überhaupt bei den Sektionen oft vorkommenden und Wandungen der kleinsten Gefässe nicht die Bedeutung beilegt, die sie als Anzeiger des Arbeits- und Erregungszustandes der Organe und der Inanspruchnahme der ausgleichenden Gefässwandthätigkeit haben, so wird im besten Falle nur die in den grossen Gefässen vorhandene gröbere Veränderung in Betracht gezogen und als die Grundlage aller Symptome oder doch als die primäre Störung angesehen.

An der Aorta nehmen wir jede Veränderung und jeden Fleck der glatten Innenfläche sofort schon mit dem blossen Auge wahr; ein Prozess in der Niere aber oder im Gehirn muss schon sehr weit vorgeschritten sein, ehe Gefässveränderungen mit dem blossen Auge direkt wahrzunehmen sind, oder ehe sichtbare Schrumpfungs- und Erweichungsprozesse zur mikrospopischen Untersuchung der kleinsten Gefässe Veranlassung geben. Aber auch das Ausbleiben eines Resultats bei den heutigen Untersuchungsmethoden ist noch kein Beweis dafür, dass keine Veränderungen an den allerkleinsten Gefässen da sind, da uns noch die Methoden fehlen, die feineren und feinsten geweblichen Veränderungen der Gefässe, die doch selbst schon die Folge beträchtlicher Störungen im Protoplasma sind, nachzuweisen.

Findet ein Anatom deutlich Arteriitis der Aorta, so wird dies gewöhnlich nicht als Folge einer wichtigen Störung im Protoplasmagebiet, sondern einfach als lokaler Erkrankungsherd aufgefasst. Würde in allen solchen Fällen stets das Protoplasma aller Organe, des Gehirns, der Drüsen, der Muskeln mikroskopisch untersucht, so würde man immer auch entsprechend starke Veränderungen des Gewebs und der kleinsten Arterien entdecken, die über die allgemeine funktionelle Schwäche, deren deutlicher Ausdruck schliesslich auch Veränderungen an der Aorta sind, keine Unklarheit mehr lassen. In der That ist auch die kleinste Beschädigung an der Hauptschlagader, wenn sie in der Nähe der Kranzarterien sitzt, oder ringförmig die Aortawurzel umgiebt, der Ansdruck früherer stärkster Ausgleichsleistung und der schliesslich dauernd resultierenden Gewebsuntüchtigkeit, da sie mit Sicherheit eine nicht ausgleichbare Mehrbelastung für den wichtigsten Teil des Cirkulationsapparats anzeigt.

Um dies noch einmal kurz zusammenzufassen, ist also nicht die Läsion des Gefässes die Ursache der Störung des Kreislaufs, obwohl sie es auch werden kann, wenn sie selbst wieder zum Ausgangspunkt der Erschwerung der Arbeit wird, sondern die Gewebsveränderung zeigt, dass bereits längst eine ungleichmässige Verteilung der Anforderungen und eine Untüchtigkeit (Insuffizienz) der Arbeitsleistung an wichtigen Stellen vorliegt, dass der ganze Kreislauf für den Ausgleich in Mitleidenschaft gezogen ist.

Ein Teil der schweren Störungen bei Erkrankungen des Gefässsystems, namentlich bei Schädigungen der Aorta und der Kranzarterie ist nur auf diesen Ausfall von Arbeitsleistung im Protoplasmagebiet und auf die Unmöglichkeit einer Deckung dieser mangelhaften Leistung durch die Triebkräfte der Gefässwand selbst zurückzuführen.

Lieblingssitze der sklerotischen Veränderungen sind vor allem die Herzarterien, der Anfangsteil der Aorta, die concave Fläche des Bodens, gewisse Stellen der Brust- und Bauchaorta, endlich die Abgangsstellen grösserer Gefässe; auch sind die Arterien der oberen Körperhälfte, namentlich die des Kopfes, eher Sitze der Sklerose als die der unteren Körperhälfte, die wieder öfter Störungen der Venenwand zeigen. Die Ursache dieser Aenderungen an den genannten Stellen ist die, dass die Wandungen hier stärkeren Schwankungen des Kalibers und der Blutgeschwindigkeit, sowie Schwankungen der peristaltischen in der Wand verlaufenden Wellen und der Oberflächewellen der Blutsäulen ausgesetzt sind und daher bereit sein müssen, sich diesen Schwankungen der Blutfülle möglichst genau anzupassen. Da nun auch das feinste Instrument nur auf bestimmte Leistungen eingerichtet ist, so wird auch der organische Kreislauf, obwohl seine Sicherheitsventile exakt und schnell funktionieren, diesen Einfluss aller Schwankungen, die sich ja innerhalb weniger Sekunden wiederholen und einander kreuzen können, in vollem Mass erfahren müssen. So können wir uns leicht vorstellen, dass die den schroffsten Uebergängen ausgesetzten Membranen in sehr beträchtlicher Weise einer Erschütterung des intermolekulären Zusammenhangs unterworfen sind.

Da nun diese Schwierigkeit, den wechselnden Impulsen entsprechend sich zu erweitern und zu vermehren, oder stärkere

Triebkräfte zu entwickeln, sich am meisten an den Eingangspforten zu einer Provinz und an dem Lumen der als Hauptkanäle dienenden grösseren Gefässe geltend machen wird und zwar um so mehr, je weniger Collateralen vorhanden sind oder je weiter die nächsten Aeste entfernt sind, in denen sich die Differenz zwischen wirklich geforderten und den wirklich zur Disposition stehenden Triebkräften ausgleichen kann, so werden die Gefässe, an welche die stärksten ausgleichenden Anforderungen gestellt werden, d. h. auf die die stärksten Reize einwirken, am frühesten und stärksten das Resultat der Mehrarbeit, nämlich Vergrösserung oder Sklerose und später als Folge der eingetretenen Aenderung der Leistung degenerative Veränderungen zeigen.

Das sind, wie ich schon oben erwähnt habe, diejenigen Arterien, die ein grosses Stromgebiet versorgen oder auf lange Strecken keine Aeste haben, ferner die, welche das Blut gegen die Richtung der Schwere treiben und welche zudem den grössten Differenzen des Gefälls bei den Verrichtungen des täglichen Lebens ausgesetzt sind. Am meisten wird die Aortenwurzel und die Herzarterie (Coronaria) leiden und zwar erstens, weil beide Gefässe ja den wechselnden Anforderungen für den Gesamtorganismus in schnellster Weise und ohne Pause genügen müssen, wenn die Existenz nicht in Frage kommen soll, zweitens, weil sie auf grosse Strecken ohne Seitenäste arbeiten, so dass der Ausgleich nur in ihrer Wand zustande kommt. Ebenso liegen die Verhältnisse am Boden der Aorta vor dem Abgang der grossen Hals- und Armgefässe, an der Bauchaorta vor Abgang der Schenkelarterie, sowie an den Abgangsstellen grösserer Seitenäste, wo der zwischen den Gefässen liegende gesamte Teil eine besondere Mehrarbeit leisten muss, da er bald für den einen, bald für den anderen Teil des Stromgebiets sich anpassen muss.

Im Unterleib erfahren die Gefässe wesentlich weniger plötzliche Schwankungen, einenteils deshalb, weil sie nur zu Zeiten, so während der Verdauung, stärker arbeiten, während welcher

Zeit gewöhnlich doch keine anderen anstrengenden Arbeiten geleistet werden, anderenteils, weil die Saugkraft der Drüsen und des Darms eine recht bedeutende ist, einmal weil die Länge der Strecke, auf der das Blut durch diese Kanäle geleitet wird, gering ist, und weil Verbindungskanäle (Anastomosen) und die wenig resistente Umgebung den Ausgleich von Schwankungen erleichtert. Eine Ausnahme hiervon machen diejenigen, welche angeboren oder erworben (durch unzweckmässige Lebensweise, häufige Ueberfütterung, jahrelang bestehende Darmkatarrhe, besonders mit Neigung zu Verstopfung, Verletzungen, chronische Entzündungen einzelner Organe, besonders der Prostata, Gebärmutter [auch Verlagerung], der Eierstöcke u. s. w.) an Unterleibsplethora, an Blutüberfüllung der Unterleibsorgane, teils von kongestivem, teils von Stauungscharakter, leiden.

Die zum Schädel führenden Gefässe haben beim Bücken und bei der Arbeit mit niedergebeugtem Kopf besondere Anpassungsarbeit zu leisten; auch sind die Gefässstämme verhältnismässig lang und das Blut wird gegen die Richtung der Schwere getrieben.

Um dies noch einmal zusammenzufassen, stellen wir fest, dass die lokale Arteriosklerose nur der Ausdruck derselben Bedingung ist, die zu der allgemeinen führen, nämlich allzugrosse Anforderung an die Anpassungsfähigkeit der Wandungen, d. h. allzugrosse lokale Arbeitsleistung wegen zu grosser und zu schnell wechselnder Auslösungsvorgänge; und deshalb bildet sich die lokale Arteriosklerose dort aus, wo ein bestimmtes Protoplasmagebiet unter ungünstigen Bedingungen für die Versorgung steht, mit denen die Energie, das Spannungsmaterial und das die Reize zuführende Blut arbeiten muss. (Sklerose der Schenkelarterien bei Leuten, die viel stehen oder in gebeugter Haltung verharren müssen, Sklerose der Darm- und Lebergefässe bei Luxuskonsumption, übermässigem Alkoholgenuss u. s. w.).

Da aber alle Entwickelungsstufen und Zeichen der einzelnen Perioden nebeneinander vorkommen können, so finden wir Atrophie, Nekrose, Verfettung mit Verhärtung, Vergrösserung und Verkalkung in wechselnden Bildern oft an demselben Individuum, wie in geologischen Formationen und Profilen, und können bei den verschiedenen Formen der Gewebsstörungen, die wir an einer Stelle oder in allen möglichen Schichten finden, zwar ein Bild von dem Nebeneinander der Prozesse, nicht aber von der zeitlichen Folge, der Dauer der Veränderungen oder gar von der Grösse der Reize und der Leistungen uns machen, da wir die specifische Erregbarkeit der Gewebe nicht kennen.

Auffallend ist die Analogie, die zwischen den Veränderungen an den Gefässen und denen am Herzen besteht, wenn beide genötigt sind, zum Ausgleich von Störungen grössere Leistungen zu vollbringen. Der Herzvergrösserung entspricht die Verdickung der Muskelschicht der Gefässe, respektive der elastischen und der geweblichen Elemente an den grössten Arterien; die Verdickung der Intima, der innersten Haut der Gefässe, entspricht der Verdickung des Endokards, des inneren Ueberzugs des Herzens, die das Zeichen stärkeren Drucks, stärkerer Reibung oder stärkerer aktiven Thätigkeit der Gewebebestandteile ist. Die Periarteriitis, d. h. die Entzündung der äussersten Arterienschicht, entspricht der bei chronischen Herzkrankheiten so häufig vorkommenden fibrösen Verdickung des Herzbeutels oder der Verwachsung beider Blätter derselben, die sklerosierenden Entzündungen des Endokards und die fibröse Verdickung der serösen Innenfläche des Herzens entsprechen der an den Gefässen auftretenden Endarteriitis obliterans, die ebensowohl einen aktiven Prozess des stark gereizten Endothels, als einer blossen Zunahme dieser Elemente infolge der Abnahme des Blutzuflusses entsprechen kann. So wird oft ein nicht mehr durchströmtes Gefäss voll ganz verschlossen, oder es bildet sich ein Thrombus, ein Blutpfropf. Ob sich in früheren Stadien mehr diese oder jene Schicht der Gefässhaut entzündet, hängt meist von individuellen Verhältnissen ab, und zwar je nachdem die einzelnen Schichten an dem Ausfall von Spannkraftmaterial, an erregenden oder sonstigen Reizen, die im Capillargebiet oder im Herzen stattfinden, mehr oder weniger beteiligt sind.

Die Kalkabscheidung selbst, in der Form des Ausserthätigkeitsetzens von Gefässen, die vor allem dazu dient, den Zusammenhang der Elemente innerhalb des Kanals fortzuerhalten und der bei heftigen Volumenschwankungen des Gefässes drohenden Zerstörung des Gewebs an Stellen geringerer Festigkeit entgegenzuwirken, ist gewissermassen der Kitt, der eine beim Absterben sicher entstehende Lücke ohne allzugrosse Störung der funktionellen Leistung des Apparats mit möglichster Schnelligkeit und Sicherheit ausfüllt, und somit speciell im Gefässapparat ebenso einer weiteren Dehnung der Wand, wie dem drohenden Austritt des Inhalts aus der Rissstelle des Kanals oder der Inanspruchnahme des zur Ausstossung des abgestorbenen Teils sonst nötigen akuten Form der Arbeit vorbeugt. „Kalkablagerung ist das Zeichen des Uebergangs eines absterbenden biologisch minimal arbeitenden Gewebs in ein relativ unerregbares Gewebe, dessen Eigenschaften fast nur noch durch statische und nicht mehr durch dynamische Affinität bestimmt ist; die völlige Verkalkung erst ist das Zeichen des Gewebstodes." (Rosenbach.)

Die Lockerung des Zusammenhangs des Gewebs durch die Lebensarbeit (senile Atrophie) wird mittels Kalkablagerung ausgeglichen; dem Stützgewebe des Körpers, das keine oder geringste Volumschwankungen erleiden darf, dem Knochengewebe, wird durch Ablagerung von Kalksalzen die intermolekuläre Festigkeit gegeben.

Was nun die Folgen der Wandverdichtung anbelangt, so ist unzweifelhaft, dass sie Störungen für die Strömung des Bluts bedingt; und es wird der bald grössere, bald geringere Ausfall an elastischer und Muskelkraft die tote Strecke in der Leitung, die namentlich bei der ringförmigen Verhärtung und bei Aneurysmenbildung in der Aorta eine grosse Rolle spielt, ebenso wie die durch die Verengerung der Gefässwand hervorgerufene Vermehrung der Reibungswiderstände nicht ganz ohne Einfluss auf die Herzarbeit bleiben. Doch kommen Fälle vor, bei denen höchst manifeste Erscheinungen von stärkster funktioneller Untüchtigkeit des Kreislaufapparats, wie die Sektion ergiebt, deutlich vorhanden waren (anämische Form der Sklerose, die nachher eingehend geschildert wird. Sklerose der Zuckerkranken etc.), wo wir durchaus keine starke

Veränderung an der Gefässwand und am Herzen finden. Auch muss darauf dringend aufmerksam gemacht werden, dass zu der Zeit, wo sicher noch keine anatomischen Veränderungen vorliegen, die ersten klinischen Erscheinungen schon deutlich ausgesprochen sein können, wie schon das nicht selten vorkommende jahrelange Aussetzen der Symptome beweist.

Bei teilweisem oder vollem Verschluss eines Gefässes wird — darüber sind die meisten Autoren einig — nicht sofort die Triebkraft des Herzens zur Ueberwindung des Widerstands in Anspruch genommen, sondern die Cirkulation stockt entweder oder findet mit entsprechend verlangsamter Geschwindigkeit statt. Je grösser das Hindernis ist, um so mehr pflanzt sich die anrückende Blutwelle an die vor dem Hindernis liegenden feinen, aber offenen Aeste fort und bewirkt dort eine grössere Erweiterung als dies vorher der Fall ist, um dann jenseits des Hindernisses wieder in die freie Strecke einzutreten. Das für den Umweg nötige Plus von Triebkraft wird aber zunächst nicht, wie man annehmen sollte, und wie auch vielfach angenommen wird, von seiten des Herzens durch vermehrte Arbeit geliefert, sondern durch eine Mehrarbeit dieser kleinen Gefässe, die man Collateralen nennt, und vor allem durch eine gesteigerte Ansaugungsfähigkeit im Gewebe des stärker gereizten Capillargebiets. Nun giebt es aber nicht wenige Strecken, wo keine collateralen Gefässkanäle da sind, wo aber doch ein erhöhter Abfluss dadurch bewirkt werden kann, dass durch die Oeffnung der feinsten spaltförmigen Poren und Lücken im Protoplasma selbst dem Blut das Weiterfliessen ermöglicht wird. Natürlich wird dieser Ausgleich um so schwerer, je grösser das Kaliber des betreffenden Gefässrohrs ist, je näher es dem Herzen liegt und je grösser die Strecke ist, die der Kanal isoliert verläuft. Bei abnorm grossen Widerständen wird natürlich auch bald das Herz in Anspruch genommen, das aber nicht dadurch sich beteiligt, dass es durch Verstärkung seiner positiven Triebkraft das Blut durch die verengerte Stelle hindurchzutreiben versuchen würde, sondern hier wird eine andere Form des Ausgleichs angestrebt, indem durch gesteigerte Arbeit der Lunge und durch Verstärkung des Betriebs im Herzen selbst die Bearbeitung des Bluts so weit gesteigert wird, dass das mit verringertem Stromgefälle und in geringerer Menge nach der Peripherie gelangende Blut doch eine relativ bessere chemische Grundlage, ein leichter verwertbares Material für die Ausnützung im Gewebe bietet, d. h. es wird ein, wenn auch vermindertes, so doch besseres und besser ausnützbares Blut den Geweben geliefert. So kann, wenn ausserwesentliche Arbeit geleistet wird, und die Gewebe möglichst geschont werden, ein Ausgleich eine verhältnismässig lange Zeit bestehen, wenn nicht die Verengerung des Strombettes so gross ist, dass der dünne Stromfaden trotz seiner relativ besseren Sauerstoffsättigung den Ausfall des Materials für das Gewebe nicht zu ersetzen vermag.

Solange also noch eine bewegende Kraft im Capillargebiet vorhanden ist, werden die übrigen weiter gegen das Herz zu liegenden Gefässstrecken und dieses selbst nicht so sehr in Anspruch genommen; fällt aber diese bewegende Kraft aus, dann tritt eine dauernde und stetig zunehmende Erhöhung der Arbeit der Elemente des Gefässsystems inklusive des Herzens ein, die schliesslich zur sogen. Drucksklerose des Endokards zur Verkalkung und Verhärtung der inneren Schicht der Gefässe und des Herzens führt.

Man hat schon öfter angenommen, dass Veränderungen der Gefässschichten durch Druck, durch stärkeres Anprallen des Blutstroms hervorgerufen werden. Dies ist aber nicht der Fall; denn realer Druck, d. h. die positive Auseinanderdrängung der Wand durch den Stoss der bewegten Blutsäule steht mit der ganz unübertrefflichen Einrichtung der Maschine im Widerspruch. Sie sind vielmehr nur das Resultat veränderter, d. h. im Ausgleichsstadium verstärkter und schliesslich (im Stadium der Ausgleichsstörung) verminderter Arbeit der Gefässwand selbst, die zuletzt in Veränderungen der intermolekulären Struktur ihren Ausdruck findet. Die Gewebe verändern sich also nicht infolge des Drucks, sondern die spezifischen Elemente sterben aus Mangel an Reiz und Ernährungsmaterial ab und machen den Bindegeweben oder der Verkalkung Platz.

Ob die sogen. Drucksteigerung im Arteriensystem bei Arteriosklerose mit einer **Beschleunigung oder Verlangsamung der Blutcirkulation** zusammenhängt, ist oft schwer zu entscheiden. Bei sehr muskelstarker Wand und vergrösserter und erweiterter Herzkammer, wo man von einer Druckerhöhung spricht, muss bei genügender Ausgleichung eine starke Beschleunigung des Blutstroms vorausgesetzt werden, da nur auf diesem Wege die Beschaffung eines genügenden Arbeitsmaterials, namentlich an Sauerstoff, möglich ist, und die Beschleunigung muss natürlich um so grösser sein, je geringer die Leistungsfähigkeit des Protoplasmas für die chemische Ausnützung des Blutstroms ist. Selbst dann, wenn bereits Zeichen stark gestörten Ausgleichs vorhanden sind, wenn bereits eine beträchtliche durch Collateralen nicht mehr ausgleichbare Verengerung von Gefässen vorliegt, kann noch immer in einzelnen Gebieten eine Erhöhung der Geschwindigkeit durch die Leistung der Ausgleichsapparate vorhanden sein. So kann z. B. vor dem Hindernis oder selbst innerhalb desselben noch absolute Beschleunigung gegenüber der Norm bestehen, während hinter dem Hindernis bereits absolute Verlangsamung des Blutstroms vorhanden ist, da die Triebkräfte eben nicht mehr zum Ausgleich genügen.

Wo dagegen die grössere Stromspannung nur durch Erhöhung der Widerstände bedingt ist, weil nicht das Gefäll vermehrt ist, sondern die Abstände zwischen den Molecülen gewissermassen durch Zusammenpressen vermindert sind, da kann der Flüssigkeitsdruck nicht in beschleunigter Bewegung, sondern nur in Reibung zwischen den Flüssigkeitsteilchen zu tage treten.

Als Unterscheidungsmerkmal kann die Höhe der Pulswelle dienen, die bei starkem Gefäll und besonders aktivem Gewebstonus hoch ausfallen wird; umgekehrt werden wir bei aufgehobenem und sehr vermindertem Tonus, wo das Gefäss entsprechend der Belastung durch die fast ruhende Blutsäule wirklich gedehnt wird, keine oder geringe Differenzen des Kalibers durch Erschlaffung haben, so dass die Wellen natürlich kleiner und schliesslich unmerkbar werden.

Sehr wichtig ist noch die Beziehung zwischen Herz- und Gefässveränderungen. Herzerscheinungen und Arterien stehen in wesentlichen Beziehungen zu einander; sie können coordiniert und subordiniert oder gleichartige und gleichzeitige Wirkung einer gemeinsamen Ursache und von einander ganz unabhängig sein.

Die mit allgemeiner Arteriosklerose verbundene Herzmuskel- und Herzklappenveränderung ist nur selten die primäre Erkrankung, namentlich dann, wenn die Ursache der Veränderungen der Herzarbeit im Herzmuskel selbst liegt, wenn also z. B. ein Klappenfehler den Herzmuskel besonders beansprucht, wenn ein spezifisches Herzgift dauernd auf den Muskel oder die nervösen Regulationsapparate einwirkt, dann stellt sich gewöhnlich bald auch eine besondere Belastung des gesamten Arteriensystems und namentlich auch der Aorta ein, die vermehrte Arbeit zu leisten hat. So finden wir namentlich bei Funktionsstörungen der Aortenklappen, bei Missbrauch von Alkohol und Tabak, Veränderungen am Endokard, am Aortenursprung bis zum Bogen oder im ganzen Verlauf des Gefässes. Dies besonders sind die Fälle, wo man die Sklerose als die spezielle Wirkung des Blutdrucks oder der Wandbelastung unter dem Einfluss des vergrösserten, des hypertrophischen Muskels ansieht.

In einer anderen Reihe von Fällen ist die Erkrankung der Arterien das primäre Ereignis, und die Herzerkrankung, resp. die anderen Gewebsveränderungen im capillaren Gebiet, treten als sekundäre Erscheinungen auf, wenn die Arbeitsleistung für das Herz durch Zunahme des Arbeitstonus oder durch Abnahme der Energie des Protoplasmas wächst.

Bei der weitaus überwiegenden Mehrzahl der Fälle aber ruft eine uns noch unbekannte Anomalie der Reize eine erhöhte Arbeitsanforderung in grösseren Protoplasmagebieten hervor, die ihren Ausgleich nur durch vermehrte Arbeit des Arteriensystems finden kann und deshalb eine Rückwirkung auf die Leistung der Gefässe und des Herzens ausübt.

Edgren in Stockholm, der auch ein grosser Kenner der Arteriosklerose ist, schreibt: „Es ist möglich, dass die Drucksteigerung immer die primäre Erscheinung darstellt, und dass sich die anatomischen Veränderungen erst später entwickeln. Diese Auffassung gewinnt an den bekannten Thatsachen eine Stütze, dass Gefässgebiete, in welchen die Arteriosklerose unter gewöhnlichen Umständen kaum vorkommt, ausgebreitete sklerotische Veränderungen darbieten, weil der Druck in ihnen ein abnorm hoher ist. Aber auch das entgegengesetzte Verhalten ist denkbar. Schon eingetretene Gefässveränderungen können einen gesteigerten arteriellen Druck hervorrufen; sind solche bei einem grösseren Gefässgebiet eingetreten, so wird die Drucksteigerung durch die Verengerung der Gefässlichtung der kleinen Arterien erklärt. Diese Erklärung ist aber wenig wahrscheinlich, wenn es die frühesten Stadien der Krankheit betrifft. Mehr wahrscheinlich ist es, dass schon Gefässveränderungen von einer so geringen Ausbreitung, dass ihre mechanische Wirkung in Bezug auf den Blutdruck nicht in Betracht kommen kann, dessenungeachtet auf reflektorischem Wege unter Mitwirkung der Gefässnerven eine Verengerung der feineren und mittelgrossen Arterien in grossen Gefässgebieten hervorrufen und hierdurch den erhöhten Druck erzeugen."

Ich führe diese Ansicht Edgrens an, um auch die Meinung eines anderen Autoren zu Worte kommen zu lassen, bemerke aber ausdrücklich, dass ich in diesem Punkt mit Edgren nicht völlig übereinstimme, dass ich vielmehr, fussend auf ein ganz enormes Material von arteriosklerotischen Kranken, das ich im letzten Decennium gesammelt habe, zu der Ueberzeugung gekommen bin, dass bei der weitaus überwiegenden Mehrzahl der Fälle die Veränderung im Protoplasmagebiet begonnen hat, wo eine uns noch unbekannte Anomalie der Reize erhöhte Arbeitsanforderungen hervorrief. Dann erst kommen diejenigen, bei denen die Gefässerkrankungen das primäre Ereignis sind, die Herzerkrankungen und die Gewebsveränderungen als sekundäre Erscheinungen auftreten, zuletzt aber kommen diejenigen Formen, bei denen die Ursache der Sklerose im Herzen selbst liegt, bei denen, wie ich eben bemerkt habe, die Sklerose als spezifische Wirkung des Blutdrucks und der Wandbelastung unter dem Einfluss des vergrösserten Herzmuskels anzusehen ist.

Dass auch gewisse Veränderungen der Blutmischung einen grossen Einfluss auf die Beschaffenheit der Gefässwandung ausüben müssen, liegt auf der Hand, und zwar nicht immer nur deshalb, weil das Gewebe aus dem Blut nicht stets das nötige Ernährungsmaterial entnehmen kann, sondern weil mit der Aenderung der Blutmischung die Reize und somit die Arbeit der Gefässwand modifiziert werden, sei es, dass vorzugsweise die erhöhte Leistung des Gefässendothels, das ja einen beständigen Austausch mit dem Blut unterhält und vor allem seine Gerinnung verhindert, in Anspruch genommen wird, sei es, dass auch die muskulösen Schichten wegen Vergrösserung der Menge des zugeführten Materials und der Wellen sich an der Mehrarbeit beteiligen müssen. Ich werde auf diesen sehr wichtigen Punkt bei der anämischen Form der Sklerose noch einmal zu sprechen kommen.

Die Arteriosklerose kann sich infolge mechanischer Anforderungen an den Kreislauf zuweilen verhältnismässig schnell entwickeln, so besonders bei der sogenannten idiopathischen Herzvergrösserung und bei Untüchtigkeit der Aortenklappen und Verengerung (Stenose) des Ostiums. In letzterem Falle ist sie sicher die Folge der durch den Klappenfehler gesetzten grösseren pulsatorischen Schwankungen, die beträchtliche Differenzen der Wandspannung und Wandarbeit hervorrufen und als Reize stärksten Grades bei genügender Zufuhr von Ernährungsmaterial zuerst hyperplastische Zustände der Gefässwand (Wachstum und Zunahme) bedingen, an die sich später ulcerierende (vereiternde) und Degenerationsprozesse (Verfettung, Verkalkung) anschliessen.

Bei der idiopathischen Herzvergrösserung ist das Verhältnis von Ursache und Folge nicht so klar, denn hier können die Verhältnisse denen bei Aortenklappeninsuficienz ganz analog sein, wenn die Veränderungen der Wandungen nur Folge der primär veränderten Herzthätigkeit und der dadurch bedingten Vergrösserung der Reize und der Zufuhr sind. Es kann aber auch ein anderes Ursachverhältnis vorhanden sein, in dem Herzvergrösserung und Veränderung coordinierte Erscheinungen und Folgen einer gleichzeitigen Anforderung an den gesamten Kreislaufapparat sind, wie z. B. bei Alkohol- und Tabakmissbrauch, bei forcierter, lang dauernder Muskel- und Geistesarbeit, bei lange Zeit fortgesetzten schweren Gemütsbewegungen, wo wahrscheinlich eine Erregung des gesamten Protoplasmas oder wenigstens des Nervensystems stattfindet. „Neben den kleinsten normalen Reizen, sagt Rosenbach, die die Auslösungsvorgänge der normalen Lebensarbeit darstellen und zur chronischen Krankheit von längster Dauer dem Altern Veranlassung geben, kommt die stärkere Arbeitsleistung in Betracht, die auf kräftigere Reize hin verlangt wird und zur schnelleren Erschöpfung des Vorrats an primärer Energie führt."

Sehr bemerkenswert ist, dass bei stärkerer Arbeit das Gefässsystem nicht in gleicher Weise zur Kompensation herangezogen wird; man kann im allgemeinen zwei Krankheitsformen unterscheiden, nämlich solche, bei denen das arterielle System und solche, bei denen das Herz selbst die Kompensation liefert. Zwei typische Repräsentanten dieser zwei Gruppen sind die Zuckerkrankheit, nämlich die sogen. magere Form, und die Nierenschrumpfung, die Granularniere.

Bei schwerer und mittelschwerer Zuckerkrankheit, bei der es sich, wie bekannt, um eine Störung der Verarbeitung der Kohlenhydrate handelt, steht in allen Fällen von langer Dauer, die nicht mit hochgradiger Fettsucht verbunden sind, stets die Gefässerkrankung im Vordergrund, ohne dass es zu einer typischen Erkrankung des Herzens kommen würde. Wir können daraus schliessen, dass die Störung der Kohlenhydratverarbeitung mehr Reize für die Arbeit des spezifischen Drüsen-Protoplasmas und des Protoplasmas des Gefässsystems der kleinen Arterien schafft. Ganz anders ist es bei der Nierenschrumpfung, die der reinste Ausdruck einer unkomplizierten Veränderung des Stoffwechsels der Albuminate, der stickstoffhaltigen Substanzen, ist. Hier wird durch die Stoffwechsel-Anomalie der Reiz für die Arbeit des Herzens so erhöht, dass bei genügendem Vorrat von Arbeitsmaterial für das Herz die Ausbildung einer Herzvergrösserung von oft kolossalen Dimensionen erfolgen muss. Bei den Störungen der Verarbeitung der Kohlenhydrate, die wir Zuckerkrankheit nennen, fehlt das Material, welches selbst bei vorhandener Erhöhung der Reize für die Herzarbeit die Grundlage für die Produktion von Zusammenziehungsenergie und somit für die Erhöhung der ausserwesentlichen Arbeit des Herzmuskels abgeben könnte. Diese Störung schafft also ein Defizit von Spannkraft, und vermindert somit an und für sich schon die Reize und die Möglichkeit für die wesentliche Arbeit des Herzens und führt schliesslich zu mangelhafter Versorgung des Herzens und der anderen Organe mit eiweisshaltigem Spannkraftmaterial. Es erfolgt also keine Hypertrophie, sondern im Gegenteil eine Atrophie, eine Insufficienz, eine Untüchtigkeit des Herzens.

Auch in der Leber und in der Bauchspeicheldrüse kommen arteriosklerotische Prozesse vor, die zu schweren Gewebserkrankungen und zu Schrumpfung und Untüchtigkeit des

Gewebs führen. Wenn namentlich bei mageren Patienten zur Ausscheidung Diarrhoe und Schmerzanfälle sich ohne Vergrösserung der Leber finden, dann kann man wohl eine schwere Erkrankung der Bauchspeicheldrüse diagnostizieren, die sich dann auch bei der Sektion gerade durch die Ausbildung beträchtlicher Sklerose der Gefässe kund giebt, wie man ja auch bei Schrumpfungsprozessen in der Leber mit Sicherheit arteriosklerotische und endarteriitische Veränderungen der Gefässe annehmen kann. Im Lungenkreislauf kommt es schon deshalb nicht leicht zur Erhöhung der Arbeit der Wandungen der Lungengefässe, weil die spezifische Protoplasma, die nur mit Gasen arbeitet, an und für sich eine unverhältnismässig geringe mechanische Arbeit zu leisten hat, und weil jede Ueberladung mit Kohlensäure oder besser gesagt mit den Endprodukten des Stoffwechsels sofort eine stärkere Einatmung, also wieder eine Erleichterung der Strömung zur Folge hat.

Eine Sklerose kann sich also erst dann ausbilden, wenn der ganze Bewegungsapparat der Lunge (das spezifische secernierende Protoplasma, die Atmung und Bronchialmuskeln sowie die zusammenziehbaren Teile des Lungengewebes) untüchtig geworden sind. Die Lunge besitzt in ihrem grossen Muskelapparat das beste Hilfsmittel zum Ausgleich mechanischer Störungen, da das Gewebe nachgiebiger, die Strecke für die Blutbewegung geringer ist und der Betrieb in den Gefässbahnen wegen der eigentümlichen Form der Einschaltung des Organs in einen muskulösen Bewegungsapparat, der kräftig ist und auch willkürlich zu verstärkter Thätigkeit angeregt werden kann, auf die denkbar vorteilhafteste Weise sich gestaltet (Rosenbach).

Zur Lungensklerose kann es deshalb nur dann kommen, wenn die Leistung der Atemmuskel und des Zwerchfells vollständig untüchtig ist, oder wenn die Ausdehnungsfähigkeit des Lungengewebes selbst schon wesentlich gelitten hat, also bei den höchsten Graden des organischen Emphysems, die dann an und für sich mehr wegen des Versagens des specifisch sekretorischen Gewebs beim Gaswechsel, als wegen der Verhärtung der Gefässe, die doch nur einen Folgezustand darstellt, bedenklich ist. Auch hier ist, wie in so vielen Organen, die Veränderung der Gefässwand nur der Ausfluss des Untergangs oder der Untüchtigkeit des eigentlichen Organparenchyms.

Auch das mag zur Seltenheit der allgemeinen Sklerose in den Lungengefässen beitragen, dass die Leitung des Endothels der innersten Gefässschicht im lymphatischen und kohlensäurereichen Blut der Lungenarterien überhaupt geringer ist als in den Arterien des grossen Kreislaufs. Es scheint, dass die eigentümliche Beschaffenheit des Bluts im Venensystem und namentlich in der rechten Herzkammer, die man als Kohlensäurereichtum kennzeichnet, allein schon die Gerinnung erschwert; treten doch Thromben auf, so ist dies ein Beweis dafür, dass der gerinnungshemmende Einfluss im Venensystem weggefallen ist. Die Thromben werden also dann den deutlichsten Ausdruck der Gewebsuntüchtigkeit darstellen. Wir finden die Endokarditis, die Entzündung der inneren Herzwand, die ja nur eine Art von Thrombenbildung ist, fast ausschliesslich im linken, arterielles Blut führenden Herzen, während die Thrombose des rechten Herzens stets das wesentliche Symptom von Schwächezuständen, von Abmagerung, Auszehrung, Kachexie und Marasmus, also von Zuständen ist, wo die Lymphbildung stockt. Dementsprechend ist auch die Endarteriitis, die Entzündung der inneren Haut der Lungenarterien selten, weil eben die Beschaffenheit des Bluts die Arbeit des Gefässendothels wesentlich erleichtert.

So selten allgemeine sklerotische Prozesse der Lungengefässe sind, so ist doch lokale Sklerose einzelner kleiner Aeste durchaus nicht selten; wie bekannt, sind die aus solchen Veränderungen hervorgehende kleinste Erweiterungen (Aneurysmen) sogar eine der häufigsten Ursachen der gefährlichen Lungenblutung.

Ursachen der Arteriosklerose.

Es ist seit langem bekannt, wie ich schon in der Einleitung hervorgehoben habe, dass arteriosklerotische Veränderungen bei alten Leuten sehr häufig vorkommen. „Das Atherom greift", sagt Demange, „die alten Gefässe in derselben Weise an, wie das Moos die Rinde alter Bäume bedeckt." Dies ist fast eine banale Wahrheit, welche Cazalis durch den berühmten Aphorismus: „On a l'age de ses artèrs" in eleganter Weise ausgedrückt hat.

Viele Autoren haben die Arteriosklerose als ein notwendiges Attribut des Greisenalters, als eine Teilerscheinung und möglicherweise die Ursache der natürlichen Involution (Rückbildung) aufgefasst, welche alle Organe bei vorgeschrittenem Alter in einem grösseren oder geringeren Grade erleiden. Demange giebt an, dass er bei mehr als 500 Sektionen von alten Leuten keinen einzigen Fall beobachtet habe, bei welchem das Atherom (Verkalkung) vollständig vermisst worden wäre; irgendwo, in den grossen Gefässen wenigstens, hat er gelbe oder fettumwandelte Flecken immer nachweisen können. Wenn man die feineren Arterien untersucht, so wird man finden, dass diese bei alten Leuten konstant verändert sind. Doch wurde in Washington eine angeblich 132jährige Frau seciert, bei der sich die Arterien völlig frei von sklerotischen Veränderungen zeigten. Auch sonst sind eine Reihe von Fällen bekannt, wo bei der Sektion sehr alter Leute sich völlig unversehrte Arterien fanden. Auf der andern Seite sind Beobachtungen vorhanden, dass schon Kinder im Alter von wenigen Monaten Veränderungen der grossen Gefässe zeigten. Rosenbach schliesst daraus, dass der Tod nicht Folge der Sklerose, sondern die Sklerose die Folge der Lebensarbeit ist, und dass Organe und Gewebe eben nicht altern, weil sie lange gebraucht wurden, sondern weil sie unter ungünstigen Bedingungen — bei Einwirkung allzu starker Auslösungsvorgänge oder mit zu grossem Kraftverbrauch — arbeiten. Und weiterhin kommt er zu dem Schluss, dass die Dauer des Lebens abhängt erstens von der Grösse der angeborenen Fähigkeit, Kraft zu transformieren und aufzuspeichern, zweitens von der Erregbarkeit, d. h. dem Verhältnis von Auslösungsvorgang und Arbeitsleistung, respektive Energieentwickelung, und drittens von der Grösse der im speziellen Falle einwirkenden Auslösungsvorgänge, d. h. den socialen und sonstigen Lebensbedingungen.

Bei alten Leuten, bei denen keine besonderen Ursachen der Sklerose nachgewiesen werden können, lokalisiert sich die Arteriosklerose mit Vorliebe in den grossen und mittelgrossen Arterien, während sie die feineren Arterien und die Organe selbst verhältnismässig unberührt lässt. Wenigstens findet man ziemlich häufig, dass die Arterien am Arm starr, hart, perlbandähnlich, ja sogar vollständig verkalkt sind, ohne dass der bejahrte Patient ausgesprochene Symptome von seiten innerer Organe darbietet. Wenn der Patient jünger ist, können wir in den meisten Fällen ein besonderes ursächliches Moment nachweisen, und in der Regel kommen solche Symptome vor, welche auf eine viscerale Sklerose, d. h. eine in den inneren Organen sich entwickelnde Verhärtung andeuten, während die der unmittelbaren Untersuchung zugänglichen Arterien nicht selten nur wenig oder gar nicht verändert sind.

In vielen Fällen finden wir bei alten Leuten ziemlich hochgradige Wandveränderungen. Wir können deshalb das Alter als erste Ursache der Arteriosklerose nennen, besonders da, wo die Gewebsveränderungen auch wirklich der Ausdruck des Alters sind und sozusagen die Summe der Lebensarbeit darstellen. Es ist selbstverständlich, dass der Einfluss der Jahre und der socialen Anforderungen, d. h. aller der vielen körperlichen und geistigen Anstrengungen, die die Ansprüche an das Leben, die der Beruf und der unerbittliche Kampf ums Dasein mit sich bringt, sich mit der Zeit doch immer geltend machen, und zwar bald früher, bald später, je nach der Disposition und Erregbarkeit des einzelnen Individuums, nach der spezifischen Beschaffenheit seiner Gewebe, eine Veränderung der Leistung derselben hervorbringen wird. Die Lebensarbeit führt also zu totalen Veränderungen des ursprünglichen Gewebs und seiner dynamischen Eigenschaften, und der Effekt der Lebensarbeit wird natürlich bei steigendem Reiz und genügendem Vorrat von Spannkraftmaterial zuerst Mehrarbeit und Hyperplasie (Vergrösserung und Anwachsung an die Gewebe), dann infolge der mechanischen Unmöglichkeit, eine der Steigerung der Reize proportionale Steigerung der Leistung dauernd hervorzubringen, eine Minderleistung und die allmähliche Entartung der Gewebe sein.

Die Vergrösserung und die Entartung des Herzens, sowie die Degeneration der Gefässe, die wir Arteriosklerose nennen, kann somit als Folge der Steigerung der normalen, ausserwesentlichen Reize, die das Leben mit sich führt, also als Begleiterscheinung des höheren Alters nicht fehlen, und mit dem Fortschreiten der Umbildung muss allmählich die Grenze der Steigerung der Leistungsfähigkeit eintreten. Es zeigen sich tiefgreifende Ernährungsstörungen, die eine immer beträchtlichere Leistungsunfähigkeit schaffen, woran sich die sichtbaren Umbildungen aller Gewebe, die sogenannten Altersveränderungen (Atrophie, Schwund der Organe, senile Herzentartung, marasmus senilis, allgemeiner Altersschwund und Gebrechlichkeit) reihen.

Also nicht das Alter schafft die bekannten Herz- und Gefässveränderungen, sondern das, dass je nach dem Verbrauch von Vorrat an Energie und der Grösse der auf den Verbrauch hinwirkenden äusseren Reize, früher oder später eine Verminderung der Möglichkeit, Energie zu bilden und umzuformen, entsteht, und dass sich dementsprechend ein anderer Anpassungszustand der Gewebe, die Veränderungen am Herzen, an den Gefässen und am Protoplasma aller Organe ausbildet. Das macht, dass der Mensch krank wird und altert. Mit Recht haben manche Autoren das Alter als die am meisten chronisch verlaufende Krankheit genannt.

Da also auch bei Leuten, die keine sonstigen Schädlichkeiten als die im normalen Leben vorkommenden erfahren haben, Gewebsveränderungen eben nur als sozusagen natürliche Folgen der Abnützung durch Gebrauch eintreten, so können wir unbedingt auch die Entstehung der Altersveränderungen als Folge der Abnützung durch die lang dauernde Funktion betrachten, eine Abnützung, welche alle Apparate betrifft. In den arteriosklerotischen Veränderungen also, in der Verdickung der Gewebe, der Gefässwand, kommen nun die Stadien dieser Inanspruchnahme am besten zur Anschauung, wir haben je nach der Art und Dauer dieser Veränderungen der Funktion vorwiegend Veränderungen einzelner Gewebsschichten der grossen Gefässe, oder eine Beteiligung aller Häute vor uns, oder wir finden lokale oder allgemeine Arteriosklerose nur an den kleinsten Gefässen, oder es handelt sich um eine Kombination beider Prozesse.

Werden durch plötzliche Einwirkung stärkster äusserer Reize die Vorräte an Kraft und Energie zu stark in Anspruch genommen, so wird schon in relativ kurzer Zeit die Verringerung der Leistungen oder gar der Stillstand der Maschine herbeigeführt werden, die sonst erst die Folge lang dauernder Inanspruchnahme der Auslösungsvorgänge von geringerer Intensität ist. Die Degeneration, die Vernichtung des organischen Zusammenhangs geht um so schneller von statten, je schneller die Zerstörung des primären Gleichgewichts stattfindet.

Was die Verteilung der Arteriosklerose auf die beiden Geschlechter anbelangt, so fand ich sie vor den Fünfzigern bei Männern weit häufiger auftreten als bei Frauen; nach den Fünfzigern aber war das Verhältnis so ziemlich gleich. Die äusseren Arterienverkalkungen sind bei den Männern häufiger als bei den Frauen; besonders bei Männern lassen sich die ersten Zeichen der Arteriosklerose, die sogenannte Drucksteigerung, schon sehr frühzeitig erkennen, namentlich wenn zugleich Erscheinungen von Alkohol und Nikotinmissbrauch vorliegen. Ich hatte einer stattlichen Anzahl von Patienten schon vor verschiedenen Jahren vorausgesagt, dass ihnen, wenn sie ihre Lebensweise nicht vollständig ändern und sich auf das äusserste schonen, ein schweres Gefäss- und Herzleiden bevorstehe. Die meisten gingen, erschreckt darüber, zu anderen Aerzten, die ihnen die pessimistische Ansicht ausredeten und den Patienten die beruhigende Versicherung mit nach Hause gaben, dass sie ganz gesund, nur vielleicht etwas nervös seien. Nach Jahr und Tag, als plötzlich die schweren Erscheinungen der Arteriosklerose, namentlich die oft so blitzartig auftretenden, qualvollen Beschwerden der Verkalkung der Herzarterien über sie hereinbrachen, da kamen sie wieder, nachdem man jahrelang über die Diagnose gelacht hatte, und nun sollte man die irreparablen Schäden wieder gut machen, die, wenn die hygienischen, diätetischen und sonstigen Lebensvorschriften befolgt worden wären, ganz leicht hätten verhütet oder doch auf eine Reihe von Jahren hinausgeschoben werden können.

Manche Autoren meinen, Frauen leiden deswegen weniger als die Männer an Arteriosklerose, weil sie den das Leiden begünstigenden Ursachen nicht so schwer ausgesetzt seien. Ich will dies gelten lassen für die Frauen der wohlhabenden Klassen, aber dass in den stark arbeitenden, schlecht ernährten und teilweise auch dem Genuss geistiger Getränke huldigenden unteren Klassen die Frauen auch viel an Arteriosklerose erkranken, habe ich häufig beobachtet, und ich glaube, dass aufmerksamen und erfahrenen Aerzten an den Kranken- und Armenhäusern dies auch nicht entgangen ist. Aber auch im Mittelstande habe ich viele Frauen mit Arteriosklerose angetroffen. Der bittere Kampf um's Dasein, die Vernichtung so vieler kleiner Existenzen durch die Fabriken und namentlich die grossen Geschäfte, Warenhäuser etc., hat mancher Frau, die um ihre und ihrer Kinder Existenz kämpfen musste, Tausende von Sorgen und schlaflose Nächte und damit den Keim zur Arteriosklerose eingetragen.

Im grossen Ganzen sind allerdings die Frauen gegen die schädlichen Einflüsse schlechter Ernährung und dauernder Arbeistanstrengung widerstandsfähiger als die Männer, auch ist bei ihnen das Missverhältnis zwischen Einnahme und Ausgabe, was man Luxuskonsumption nennt, aber auch der Missbrauch gewisser Genuss- und Reizmittel weit seltener als beim Manne. Dies kann man als Grund für die Minderbeteiligung der Frauen an arteriosklerotischen Erscheinungen gelten lassen. Auch habe ich nie beobachtet, dass Frauen, die viel Kinder geboren haben, mehr zu Arteriosklerose geneigt haben, als Jungfrauen und Frauen, die nur ein oder zweimal geboren haben; dies ist um so bemerkenswerter, als ja in den meisten Fällen von Schwangerschaft die Herzarbeit gesteigert ist und zuweilen sogar nachweisbar, wenn auch nicht bedeutend, eine Vergrösserung eintritt.

Als Hauptursache der Arteriosklerose wird von einer Reihe von Autoren die Syphilis bezeichnet. „Es ist wohl bekannt," schreibt Edgren, „dass das syphilitische Gift eine besondere Vorliebe für das Gefäss-System hat. Schon Heubner[*]) hat im Jahre 1884 syphilitische Endarteriitis und besonders ihre Lokalisation in den Gehirnarterien beobachtet. Auch die Veränderung in der Aorta, welche zu umschriebenen oder weitausgedehnten Veränderungen dieses Gefässes führen, sind seit langem mit einer vorausgegangenen syphilitischen Ansteckung im Zusammenhang gebracht worden. Welch[**]) fand unter 34 Fällen von Aorten-Aneurysma 17, d. h. 50 % sicher syphilitisch, und wahrscheinlich syphilitisch 5 = 14,7 %; unter 117 Fällen von Aortenveränderungen anderer Art fanden sich 46,1 % unzweifelhaft und 6,8 % wahrscheinlich syphilitische Patienten.

Malmsten[***]) fand bei etwa 80 % seiner Fälle von Aorten-Aneurysma Syphilis als ätiologisches Moment. Ebenso heben

---

[*]) Heubner, Die luetischen Erkrankungen der Herzarterien. Leipzig 1874.
[**]) Welch, Med. chir. Transaktions. 1876. Bd. XLIX. S. 59.
[***]) H. Malmsten, Aorta-Aneurysmens-étiologie Stokholm 1888.

Puppe*), Hampeln**) und vor allem Fränkel***) Syphilis als ätiologisches Moment beim Bestehen von Aorten-Aneurysma hervor. Hampeln will sogar behaupten, dass ein sicher konstatiertes Aorten-Aneurysma fast unfehlbar die Schlussfolgerung gestattet, dass Syphilis 8 bis 20 Jahre vorher stattgefunden hat, vor allem, wenn sich der Patient im 4. bis 6. Jahrzehnt seines Lebens befindet, ja er behauptet sogar, dass wenn Syphilis mit Sicherheit ausgeschlossen werden kann oder die Zeit der Infektion weit zurückliegt, ein wirkliches Aorten-Aneurysma trotz darauf deutender Symptome, wie Nervenschmerzen, Lähmungen, pulsierende Geschwulst etc., ausgeschlossen werden könne.

Fränkel behauptet, dass die Entzündung der Gefässe bei Syphilis von besonderen anatomischen Eigentümlichkeiten gekennzeichnet sei. So werden Verkalkungen und Ulcerationen vollständig vermisst. Die Verdickungen der Gefässwand seien im Gegenteil weich und erinnern an gummöse Infiltrate; mit den Erhebungen wechseln Vertiefungen ab, wodurch die Innenfläche der Gefässe ein eigentümliches moiriertes Aussehen bekommt. Meiner Ansicht nach liegt hier eine Verwechslung mit der nachher zu schildernden anämischen Form der Sklerose vor, für die man eben unter allen Umständen die Syphilis als Ursache heranziehen wollte. Auch Edgren bestreitet dies, indem er angiebt, dass er in ausgesprochenen syphilitischen Fällen von Aortitis Kalkincrustationen in den Aortenklappen und in der Arterienwand gefunden habe.

Döhle†) betont ebenfalls den Zusammenhang zwischen Arteriosklerose und einer vorausgegangenen syphilitischen Infektion. Ausserdem bespricht er syphilitische Entzündungen in der Aorta, strahlige, narbige Einziehung und grubenförmige Vertiefungen auf der Innenseite des Gefässes, Verdickung der Intima (chronische Endarteriitis). Die Einziehung sei durch

---
*) Puppe, Deutsche mediz. Wochenschrift 1894. S. 854, 874.
**) Hampeln, Berlin, Klin. Wochenschrift 1894. S. 1000, 1021, 1067.
***) Fränkel, Deutsch. med. Wochenschrift 1897. S. 85, 103.
†) Döhle, Deutsch. Archiv f. klin. Med. 1895. Bd. LV. S. 190.

diffuse und gummöse Entzündung in der mittleren und äusseren Schicht verursacht. Weiter treten ein für die Syphilis als Ursache Huchard, ferner Ehrlich, der eine syphilitische Endarteriitis an den Gefässen des Herzens nachgewiesen haben will.

Edgren vor allem behauptet, dass vorangegangene syphilitische Infektion für die Arteriosklerose ein wichtiges ätiologisches Moment darstellt, dass ferner die syphilitisch infizierten, arteriosklerotischen Patienten ein niedrigeres Durchschnittsalter haben als diejenigen, welche den übrigen ätiologischen Gruppen angehören. Er stellt diese Veränderungen auf die gleiche Stufe wie die Tabes, die Rückenmarkschwindsucht und die progressive Paralyse (die fortschreitende Gehirnlähmung). In der That wollen mehrere Autoren die Rückenmark-Sklerose bei der Tabes direkt aus Gefässveränderungen in den Arterien herleiten, welche nach den hinteren Segmenten des Rückenmarks verlaufen (Martin, Letoll).

Edgren fasst seine Ansicht dahin zusammen: die chronische Aortitis, die Cardiosklerose, die renale Sklerose etc. sind in gewissen Fällen ebenso wie die Tabes und die progressive Paralyse unzweifelhaft postsyphilitische Manifestationen, und eine tüchtige Behandlung der syphilitischen Infektionen spielt wahrscheinlich als prophylaktische Behandlungsmethode der erwähnten wichtigen Lokalisaticn eine wichtige Rolle.

Soweit die Ansicht einer Reihe von hervorragenden Autoren, welche die Syphilis als die Hauptursache der Arteriosklerose betrachten. Wenn ich daneben auch meine Ansicht auszusprechen wage, die mit der der obengenannten Autoren wesentlich differiert, so möchte dies fast als eine Vermessenheit erscheinen. Aber ich habe in den letzten 10 Jahren ein grosses Material, etwa 150, eingehend jahrelang verfolgt, abgesehen von den Hunderten, die nur einigemal in die Sprechstunde kamen und bei denen die Diagnose „Arteriosklerose" eingetragen werden musste, und habe bei allen diesen Fällen speziell der Möglichkeit einer Syphilis als Ursache Rechnung getragen. In allen diesen vielen Fällen habe ich, um dies gleich vorauszuschicken, nur 5 gefunden, bei denen mit Sicherheit alle anderen Ursachen ausgeschlossen werden konnten, nur die Syphilis nicht, und bei denen eine milde spezifische Kur auch wirklich ganz frappante Resultate geliefert hat. Bei etwa 50 anderen, bei denen neben anderen Ursachen, die in den Vordergrund traten, auch die Syphilis hätte in Betracht kommen können, da sie vor ein oder 2 Dezennien eine mehr oder minder leichte Infektion durchgemacht hatten, hat die spezifische Behandlung, dieselbe, die bei jenen 5 ausgesprochenen Fällen glänzende Resultate erzielt hatte, vollständig im Stich gelassen.

Wie ist aber dieser Unterschied in der Meinung zu erklären? Man ist heutzutage — es ist dies der Zug der Zeit — mit allem Eifer bestrebt, das Material dafür zu sammeln, dass eine Reihe chronischer Krankheiten: Gehirn-, Gefässerkrankungen, Schwindsucht, Tabes, Aorten-Aneurysmen etc. nur auf syphilitischer Grundlage erwachsen sein können. Es ist ja auch für den behandelnden Arzt so angenehm, die Syphilis als Ursache zu finden, weil er gegen dieselbe mit einem ganzen therapeutischen Apparat, mit Quecksilber und Jod, zu Felde ziehen kann, während er, wenn keine Syphilis als Ursache vorliegt, diesen Krankheiten gegenüber eben sehr machtlos ist. Dies darf uns aber nicht veranlassen, den Thatsachen Zwang anzuthun und die Patienten, für die das Grundleiden mit Recht ohnehin schon eine genügende Quelle der Angst ist, noch durch unser Ausfragen über entstandene Syphilis besonders zu ängstigen und sie gewissermassen zu Urhebern ihres eigenen Leidens, ihres eigenen Unglücks, zu stempeln. Dazu kommt, dass in allen den Fällen, die ich beobachtet habe, bei denen durch Kollegen eine eingehende Quecksilber- oder Jodkur eingeleitet wurde, diese nicht nur nichts genützt, sondern den oft bereits mehr als genügend in Anspruch genommenen Organismus vollends ganz zerrüttet hat. Trotz genauester Prüfung konnte ich nur in ganz wenigen Fällen einen solchen Zusammenhang sicher konstatieren, habe aber recht viele Fälle beobachtet, in denen die mehrfach von autoritätiver Seite angenommene Beziehung trotz der grössten Genauigkeit in der Feststellung der Anamnese auszuschliessen war. Ich habe den starken Verdacht, dass das anscheinend erdrückende statistische Material, das für den Beweis der Syphilis als Ursache ins Feld geführt wurde, eben doch nicht so vorsichtig gesichtet worden ist, als dies hätte der Fall sein sollen, besonders in Anbetracht einer so tiefgreifenden Theraphie, die hier gewöhnlich eingeleitet wird.

Es ist selbstverständlich und ich bestreite dies keinen Augenblick, dass Gehirnerkrankungen, Tabes, Arteriosklerose und Aorten-Aneurysmen-Bildungen auch bei solchen Patienten gefunden werden, in deren Vorgeschichte eine wirkliche Syphilis vorgekommen ist; aber es genügt nicht zur wissenschaftlichen Feststellung eines ursächlichen Zusammenhangs, einfach anzunehmen, weil Syphilis vorhanden war, muss sie auch die Ursache sein; es wird hier der Zusammenhang zwischen der Syphilis und den Gefässerkrankungen einfach nach der alten Form: „post hoc, ergo propter hoc" festgestellt, was meiner Ueberzeugung nach in den allermeisten Fällen ein grosser diagnostischer Irrtum ist. Wenn man sich auf diesen Standpunkt stellt und solche Folgerungen als richtig anerkennt, so muss man auch die Nierenentzündungen, den Krebs, die Zuckerkrankheit, die Leberschrumpfung u. s. w. auf die Syphilis zurückführen, da eine Reihe von solchen Kranken in der Anamnese eine überstandene Lues ergibt. Dass die Jod-Theraphie öfters bei Arteriosklerose günstige Resultate gezeigt hat, wird von den Anhängern der Syphilis-Theorie ebenfalls als Beweis für die Richtigkeit ihrer Annahme hervorgehoben. Dem muss entgegnet werden, dass sehr viele, sicher nicht auf Syphilis beruhende Beschwerden nach Jodgebrauch verschwinden, abgesehen davon, dass Jod ja sicher eine allgemeine resorptionsbefördernde Wirkung bei Prozessen verschiedensten Ursprungs haben kann. Ausserdem konnte in den einzelnen Fällen, die nach einer Jodbehandlung später zu mir kamen, überhaupt nicht bestimmt werden, ob denn das Jod überhaupt an der Besserung schuld war, indem nach Aussage der Patienten immer absolute Ruhe und Schonung, ferner Digitalis und andere Heilmethoden angewendet worden sind. Wie kann man, wenn andere Faktoren angewendet werden, die an und für sich das Herz stärken und beruhigen und mit denen allein man viele Ausgleichsstörungen beseitigen kann, dann behaupten, dass das gleichzeitig gegebene Jod allein die Heilung vollbracht hat, und dass der Fall infolgedessen als Syphilis zu betrachten sei? Alle diejenigen aber, die bei Ruhe und Schonung sich während der Einwirkung des Jodkali wesentlich besserten, erfuhren alsbald einen leichteren oder schwereren Rückfall, sowie sie, im Vertrauen auf die Besserung, wieder körperlicher Arbeit mässigsten Grads sich hingaben.

Sicher aber steht fest, dass Quecksilber und vor allem Jod einen grossen Einfluss auf die Funktion der inneren Gefässwand, der Gefäss-Endothelien, und namentlich auf die kleinen arteriellen Gefässe hat, da es kongestive Zustände hervorruft und somit gerade diejenigen Störungen hervorrufen kann, die es beseitigen soll. Uebermässiger Gebrauch von Jod kann sogar zu einer Endarteriitis Obliterans, zu einer Entzündung der kleinsten Arterien mit Ausgang in Verstopfung derselben führen. Deshalb kann in manchen Fällen von mangelhafter Versorgung der Endgebiete die günstige Einwirkung des Jods darin bestehen, dass es eben einen Reiz stärkster Form ausübt, dessen Wirkung eine augenblickliche Verstärkung der Gefässarbeit sein kann, aber nicht sein muss, und dass auf dieses Stadium übertriebener Reizung um so sicherer die stärkste Untüchtigkeit der Gefässe folgen muss. Auch ist nachgewiesen worden, dass die Veränderung an der inneren Schicht der Gefässwand, die charakteristisch für Syphilis sein soll, leicht experimentell hervorgerufen werden konnte und somit nur der Ausdruck besonderer funktioneller Inspruchnahme der Gewebe, aber durchaus nicht als Produkt der Einwirkung eines bestimmten oder gar eines spezifischen Reizes betrachtet werden könne, zumal ja auch die Gefässe bei der Altersniere und der Gehirnerweichung alter Leute ebenso typische endarteriitische Veränderungen zeigen wie die Lebergefässe bei manchen Formen der Schrumpfleber.

Ich möchte mich deshalb nach all dem Ausgeführten ganz der Ansicht Rosenbachs anschliessen, wenn er sagt: „Man wird überhaupt dazu geführt, den Zusammenhang von Lues und Herzkrankheiten immer mehr zu bezweifeln, je grösser das eigene Beobachtungsmaterial wird und je mehr man sich gewöhnt, vorurteilsfrei und nicht einer Theorie zu Liebe die einzelnen Fälle anamnestisch zu erforschen. Die Verhältnisse liegen für die syphilitische Herzerkrankung nicht anders, als für die Tabes, der doch jene Spezifität der Gewebsveränderungen abgeht. Wenn man durchaus alle Veränderungen, die bei Syphilitischen vorkommen, als Produkt der Lues betrachten will, dann vermögen wir nicht einzusehen, warum man nicht auch die bei allen kachektischen Individuen auftretende Herzdegeneration als luetisch ansieht, sobald die Anamnese ergiebt, dass vor so und soviel Dezennien Lues bestand; genügt doch heute schon der Nachweis eines Ulcus molle, um die Aetiologie festzulegen."

Ich komme nun zu einer weiteren Ursache der Arteriosklerose, welche ich als die wichtigste bezeichnen möchte, **an den Einfluss der Lebensweise und der Ernährung**.

Wenn die Triebkräfte des Cirkulationsapparats normal funktionieren, die lokale Ernährung aber ungenügend ist, oder wenn übernormale Anforderungen an die Leistung des Kreislaufs bei normalem oder unternormalem Zufluss von Kraftbildern gestellt werden, wird die lokale oder allgemeine Kompensationsleistung im Gefässapparat in Anspruch genommen.

Es ist bekannt, dass gewisse Stoffe, die als Genuss- oder Nahrungsmittel über den Bedarf hinaus genommen werden, oder solche Stoffe enthalten, die besonders stark auf die einzelnen Gewebe einwirken, eine stärkere Leistung der Gewebe und damit auch des Cirkulationsapparats beanspruchen. Es entsteht dadurch eine lokale Hypertrophie (Vergrösserung). Auf der anderen Seite ist ebenso bekannt, dass Stoffe, die eine abnorm geringe Reizwirkung ausüben, welche den Geweben nicht genügend Triebkräfte zuführen, ebenfalls Kompensationseinrichtungen des Gefässapparats in Anspruch nehmen, welche die Grundlage für veränderte Leistung bieten. Dadurch entsteht eine Atrophie, ein Schwund, eine Atonie, eine Erschlaffung.

Im allgemeinen können wir zwei Formen der Arteriosklerose unterscheiden: eine endotheliale, d. h. eine von der Innenhaut der Gefässe ausgehende, und eine muskuläre, d. h. von der Muskelschicht ausgehende bezw. periarteriitische (von den äusseren Hüllen der Arterien), welch letztere das Zeichen einer besonderen Inanspruchnahme der bindegeweblichen Umhüllung ist bei zu grossen Ansprüchen an die Gefässmuskeln; sie kommt besonders bei solchen Leuten vor, die stark und dauernd körperlich arbeiten müssen. Bei den Sektionen findet man allerdings die beiden Formen selten getrennt, besonders nicht bei denen, die an Arteriosklerose gestorben sind, sondern meist Uebergänge zwischen beiden Formen, da wir ja bei den Sektionen nur die letzten und gröbsten Veränderungen finden, wenn schon alle Ausgleichseinrichtungen aufgebraucht sind. Doch hat man bei Fällen, die schon früher an dazwischen kommenden Krankheiten gestorben sind, beide Formen unterscheiden können.

Die endotheliale Form kommt meist vor infolge sehr beträchtlicher Veränderungen der chemischen Reize. Man nimmt an, dass die Innenschicht der Gefässwand die Aufgabe hat, eine bestimmte Beschaffenheit des Bluts zu erhalten und die Gerinnung desselben zu verhindern; dies ist leicht, wenn das Blut normal ist; wenn es sich aber qualitativ verändert durch Stoffe, die aus unrichtiger Ernährung in dasselbe hineinkommen, so hat die Innenhaut vermehrte Arbeit, um ihrer

Aufgabe zu genügen, und dadurch entwickelt sich dann schliesslich eine Verdickung der innersten Schicht der Intima. Hierbei wuchern die endothelialen Elemente, wobei durch eine Verlangsamung und Verkleinerung des Blutstroms ein Gegengewichtig gegen die abnorm starke Wirkung der dem Blut zugeführten Reize geschaffen wird. Hierbei wird die Triebkraft des Gefässapparats lange nicht oder nur sehr unbedeutend zum Ausgleich herangezogen; nur wenn die Verengerung des Querschnitts ein gewisses Mass überschreitet, entstehen grössere Anforderungen an die central gelegenen Kreislaufteile, welchen diese durch Verstärkung der Triebkraft und schliesslich durch Herzvergrösserung gerecht werden müssen.

Hier kommt in Betracht in erster Linie A n o m a l i e e n i n d e r E r n ä h r u n g. Hierbei handelt es sich nicht um einen quantitativen Missbrauch von Nahrung, um zuviel Essen, sondern um eine qualitative Ueberernährung, um einen Luxusverbrauch von Substanzen, die nicht zu den Nahrungsmitteln im strengen Sinne gehören und als Reizmittel wirken. Hierzu gehört in erster Linie das Bier, das nicht nur durch seinen Alkoholgehalt wirkt, sondern auch vor allem deswegen, weil durch dasselbe ohne Hunger eine grosse Menge von Nahrungsstoffen aufgenommen wird, die gar nicht nötig sind, und dazu meist von Leuten, die keine ausgiebige Muskelarbeit zu leisten haben. Ferner gehört hierher der Missbrauch von Alkohol in jeder Form, von Kaffee und Thee und namentlich auch Tabak.

D i e z w e i t e F o r m der Arteriosklerose, d i e V e r d i c k u n g d e r M u s k e l s c h i c h t, respektive des periarteriitischen Gewebes, kommt nicht dann zustande, wenn die eben erwähnten chemischen Reize die erhöhte Arbeit bedingen, sondern wenn Substanzen zur Verarbeitung kommen, bei denen die mechanische Leistung besonders ins Gewicht fällt. Wenn Flüssigkeit in grosser Menge oder grosse Mengen von Eiweissstoffen und Kohlehydraten oder sonstige schwer assimilierbare Substanzen, die zu ihrer Lösung viel Wasser bedürfen, aufgenommen und im Organismus verarbeitet werden, ohne dass ihre Aufgabe nötig wäre; oder wenn bei Stoffwechselveränderungen die Produktion von Stoffen zunimmt, die die Blutbeschaffenheit direkt verändern und sogar wahrnehmbar erhöhte Reibungswiderstände schaffen, so tritt notwendigerweise eine Vermehrung der Wandtriebkraft und weiterhin Vergrösserung und Sklerose ein. „Besonders kommen hier in Betracht Stoffe, welche die Wärmebilanz beträchtlich erhöhen, die Erschlaffung der Gewebe begünstigen und somit die Arbeit für die Kontraktion erschweren." (Rosenbach.)

Es lässt sich leicht verstehen, dass beide Formen der Störungen (die endotheliale und muskuläre) häufig Hand in Hand gehen, da mit der Aufnahme der stärkeren Reize von der einen Seite meist auch stärkere Arbeit in der anderen Richtung verbunden ist. In den meisten Fällen ist die Gewebsveränderung bei Arteriosklerose nicht das Ergebnis einer akuten oder chronischen Gefässentzündung, sondern die Folge der mehr oder minder beträchtlichen quantitativen Veränderung der normalen Reize, namentlich wenn diese Veränderung andauert und besonders dann, wenn eine gewisse Disposition der Gewebe (erbliche Prädisposition) lokal oder im ganzen Gefässapparat vorhanden ist.

Wohl kommt es vor, dass nur ein bestimmter Teil der Gefässwand unter veränderten Bedingungen arbeitet und dementsprechend verändert wird, meist aber ist die lokale Störung nur die Folge einer Ausgleichsleistung, die zum Ausgleich der Störungen in den Geweben und deren Protoplasmagebiete notwendig ist. Die bekannten Veränderungen im Aortenbogen und den Kranzarterien des Herzens repräsentieren nicht bloss ungünstige Arbeitsverhältnisse an dieser Stelle, sondern sie sind der Ausdruck der veränderten Arbeit im gesamten Kreislauf oder im Herzmuskel allein.

Man hat schon oft dem Vegetarianismus eine wesentliche Schuld an dem Entstehen der Arteriosklerose zugeschoben. Obgleich kein Freund des einseitigen Vegetarianismus, muss ich dies entschieden bestreiten, hebe aber gleichzeitig hervor, dass eine rein vegetarische Lebensweise für viele Menschen grosse Schädlichkeiten mit sich führt, zumal wenn grössere Anforderungen an den Körper gestellt werden. Hierbei habe ich häufig beobachtet, dass Störungen in der Leistungsfähigkeit des Herzens und des Gefässapparats schneller, stärker und gefährlicher hervortreten, als bei gemischter Kost. Beim Vegetarianismus ist das Gefühl der Sättigung infolge der zu starken Füllung des Verdauungskanals meist zu früh erreicht, ehe dem Körper soviel Material zugeführt ist, als er braucht zur Erzeugung der notwendigen Spannkräfte. Da die Menge der Nahrung abhängig ist von dem Bedarf an bestimmten für die spezifischen Arbeitserfordernisse nötigen Substanzen, so muss der auf strenge Muskelarbeit Angewiesene neben Eiweiss Kohlehydrate und Fett in relativ beträchtlich grösseren Mengen geniessen als der in anderen Berufen Thätige.

Weit mehr in die Wagschale fällt nach meinem Erachten die S c h ä d i g u n g d u r c h L u x u s k o n s u m p t i o n von zuviel Fleischnahrung, weil der relativ späte Eintritt des Gefühls der Sättigung weit eher zu einer übernormalen und schädlichen Aufnahme verleitet, als bei der voluminösen vegetarischen Kost.

In den besser situierten Ständen sind es namentlich zwei Kategorien von Leuten, bei denen die frühen Symptome der Arteriosklerose infolge von Einflüssen der Lebensweise sich schon ziemlich frühzeitig einstellen. Erstens Leute, welche bei verhältnismässig geringer körperlicher Bewegung relativ zu viel Nahrung sowohl in Form fester Speisen als auch von Getränken einnehmen, bei denen sich auch infolge davon ein Missverhältnis zwischen Einnahmen und Ausgaben des Körpers mit consecutiver Fettleibigkeit einstellt. Die betreffenden Patienten machen daher den Eindruck der Aufgeschwemmtheit, was man im Volksmund Schmerbauch nennt.

Im Gegensatz hierzu handelt es sich bei der zweiten Kategorie mehr um magere, zuweilen sogar blasse Leute, bei welchen anscheinend als einziges ursächliches Moment die durch ihren Beruf bedingte sitzende Lebensweise als Ursache anzuschuldigen ist.

Betrachten wir zunächst, wie diese Anomalie des Kreislaufs bei den ersterwähnten Patienten sich entwickelt. Eine jede üppige Nahrungsaufnahme bedingt vorübergehend eine gewisse Ueberfüllung des Blutgefässsystems und dadurch eine zeitlang gesteigerte Herzthätigkeit. Wiederholt sich der gleiche Vorgang in kurzer Aufeinanderfolge, d. h. wird das Gefässsystem bereits von neuen Mengen Flüssigkeit überfüllt, bevor noch der von früher her zurückgebliebene Ueberschuss gänzlich ausgeschieden ist, so geht daraus allmählich, wenn auch sehr langsam, eine dauernde Ueberfüllung des Gefässsystems hervor, und wie bei einer einmaligen starken Nahrungsaufnahme die Herzarbeit gesteigert wird, so wird sie bei chronischer Ueberfütterung dauernd gesteigert. Auf diese Weise entwickelt sich jener Zustand, den schon ältere Autoren als Plethora bezeichnet haben. Hierbei kommen aber noch andere Faktoren in Betracht. Einmal die mangelhafte Muskelthätigkeit, welche die Stauungen im Bereiche des Venensystems begünstigt, da die Muskelaktion, welche die Thätigkeit des Herzens unterstützt und dadurch einen der Hauptmotoren des Venenstroms darstellt, wegfällt; ausserdem wird durch ungenügende Körperbewegung die Verbrennung der verbrennbaren Nahrungsstoffe beschränkt und so der bekannte Fettansatz begünstigt, welcher sich nicht immer über das ganze Unterhautbindegewebe zu erstrecken braucht, sondern sich oft ausschliesslich auf den Unterleib beschränkt. Aber nicht nur die Bauchdecken nehmen an Fett zu, sondern auch das Bindegewebe, welches das Gekröse (Mesenterium) und die ausserhalb des Bauchfells liegenden Organe, die Nieren u. s. w. einhüllt. Es ist klar, dass dadurch ein raumbeengendes Moment geschaffen wird, welches neue Widerstände für den Kreislauf setzt. Dass diese zunächst allein die Unterleibsgefässe betreffen, vermindert dadurch keineswegs ihre Bedeutung für den allgemeinen Kreislauf; denn es ist hinreichend bekannt und bewiesen, einen wie mächtigen Einfluss gerade der Füllungsgrad des Darmgefässsystems wegen seiner grossen Capacität auf den Aortendruck ausübt. Da weiterhin durch die Kompression der Darmgefässe die Capacität des arteriellen Teils des Gefässapparats geringer geworden ist, die übrigen Körperarterien aber durch ihr Zusammenziehungsbestreben nicht genügend Platz für das überschiessende Blutquantum gewähren, so muss notwendigerweise ein grosser Teil desselben in den Venen Aufnahme finden. Auf solche Weise bildet sich schliesslich bei diesen Patienten neben der Steigerung des Aortendrucks auch eine Ueberfüllung des Venensystems aus, welche sich durch Vermittlung des rechten Herzens bis auf den Lungenkreislauf fortpflanzt. Zahlreiche varicöse Erweiterungen der kleinen Körpervenen zeigen sogar dem blossen Auge diese veränderte Blutsteigerung. Auch die hämorrhoidale Anlage ist zum Teil auf sie zurückzuführen, obwohl bei ihrer Ausbildung die lokalen Störungen in der Unterleibscirkulation noch ganz besonders in Betracht kommen. Auch die Ueberfüllung der Lungengefässe ist von grosser Bedeutung, da auf ihr die in späteren Stadien zutage tretende Geneigtheit solcher Individuen zur Erwerbung von Katarrhen unter dem Einfluss oft ganz geringfügiger Gelegenheitsursache beruht.

Es ist wohl klar, dass wenn das Blut die Darmwandungen langsamer durchströmt als es mit dem Ablauf der normalen Verdauung und der Aufsaugung der eingeführten Speisen sich verträgt, schliesslich auch Störungen der eigentlichen Darmthätigkeit nicht ausbleiben können. Es entwickelt sich eine abnorme Gasbildung, welche den Patienten oftmals bis zur Unerträglichkeit peinigt, sodann eine hochgradige Verstopfung. Die Blähsucht speziell ist ein Symptom, welches regelmässig dann sich einstellt, wenn infolge allgemeiner oder lokaler Kreislaufstörungen die Blutströmung in den Schleimhautgefässen des Darms verlangsamt wird. Es wird unter diesen Bedingungen von den aus dem Darm innerhalb sich entwickelnden Gasen weniger durch Aufsaugung ins Blut aufgenommen als in der Norm. Das wesentliche jedoch sind nicht die durch die Blähungen und die Verstopfung hervorgerufenen Beschwerden, sondern das, dass durch die Belastung und Auftreibung der Därme neue Widerstände für den Blutstrom im Pfortadersystem geschaffen werden, deren schädliche Rückwirkung auf den allgemeinen Kreislauf abermals sich zu den bereits vorhandenen Momenten hinzuaddiert.

Im Gegensatz zu diesen handelt es sich, wie schon bemerkt, bei der zweiten Kategorie um magere, zuweilen gar blasse Leute, bei denen vor allem die sitzende Lebensweise, zu der ihr Beruf sie verurteilt, als ursächliches Moment ihres krankhaften Zustandes anzuschuldigen ist. Bei ihnen aber entwickeln sich die vermehrten Widerstände im arteriellen Kreislaufgebiet, wie es scheint, fast ausschliesslich auf Grundlage einer Hemmung in den Unterleibsgefässen. Letztere ist aber hier nicht, wie bei der oben geschilderten Gruppe von Leuten, Folge einer Kompression dieser Gefässe, sondern beruht auf der dem venösen Strom mangelnden Triebkraft, der vis a tergo. Die Venen im Gebiet der Pfortader haben keine Klappen und die körperlichen Bewegungen sind das wichtigste Moment für die Fortbewegung des Blutstroms in ihnen, da sie die peristaltischen Bewegungen des Darms anregen. Fällt dieser bewegende Faktor weg, so ergiebt sich dauernd eine Verlangsamung der Strömung in den Darmgefässen mit Stauung des Bluts im venösen Abschnitt desselben. Es wird aber auch, namentlich wenn ein stärkeres Zuströmen von Verdauungs-Flüssigkeit aus dem Darmlumen in das Wurzelgebiet der Pfortader und in die Körpervenen stattfindet, die ganze übrige Cirkulation in ähnlicher Weise beeinflusst werden, wie bei einer unmittelbaren Widerstandserhöhung in jedem Kreislaufabschnitt. Die Patienten sind meist blass und trotzdem besteht bei ihnen zweifellos eine Plethora.

Die Arteriosklerose aber kommt keineswegs bloss bei Wohlhabenden vor, sie wird auch sehr häufig bei den arbeitenden Klassen gefunden. Hier aber sind es meist andere Faktoren, die sie hervorrufen. Wie schon erwähnt, spielt der Alkoholmissbrauch eine ganz bedeutende Rolle unter den Ursachen der Arteriosklerose. Mindestens in 25 % meiner Fälle musste ich grösseren oder kleineren Alkoholmissbrauch feststellen. Das Durchschnittsalter, in welchem ich bei solchen Leuten die Arteriosklerose feststellte, war das 45. bis 48. Lebensjahr. Auch mehrere, namentlich englische Autoren, welche den Ursachen der Arteriosklerose ihre Aufmerksamkeit geschenkt haben, schreiben dem Alkoholmissbrauch in dieser Hinsicht eine wichtige Rolle zu.

Gueneau de Mussy*) fand unter 160 Fällen von Arteriosklerose 25 Alkoholiker, meist sehr schwere Fälle; von 25 waren 18 noch nicht 45 Jahre alt. Aus dieser Thatsache zog er den Schluss, dass bei Alkoholikern die Gefässerkrankungen frühzeitiger auftreten und im allgemeinen ausgeprägter sind als bei anderen Ursachen. Auch Traube**) hebt die grosse Frequenz der Arteriosklerose bei Alkoholikern hervor.

Bei diesen bildet sich als Folge des Alkoholmissbrauchs ein erhöhter arterieller Druck aus, und überall, wo ein solcher längere Zeit stattfindet, entwickelt sich eine Arteriosklerose.

A. Fränckel und Huchard erwähnen Alkoholmissbrauch als wichtigste Ursache der Arteriosklerose, jedoch ohne diese Ansicht durch eine Kasuistik zu beweisen.

Lancereaux***) und Douclos†) bestreiten den Einfluss des Alkoholmissbrauchs auf die Arteriosklerose und behaupten, bei den Sektionen keine Verhärtung, sondern nur kleine gelbliche Flecken von spitzer oder abgerundeter Form gefunden zu haben, welche die Innenseite des Gefässes nur wenig überragten. Ich glaube aber, dass der Unterschied, den Lancereaux und sein Schüler Douclos zwischen den von ihnen als Steatose bezeichneten Veränderungen und der eigentlichen Arterio-

---

*) Gueneau de Mussy, Arch. génér. de med. 1872 Bd. II. S. 129—292.
**) Traube, Gesamte Beiträge, Bd. III. S. 61 164.
***) Lancereaux, Dictionnaire encyclop. des serieuces médic. Bd. VI. Paris 1867 S. 295. Art. Artères.
†) Douclos, dur systèmes artèriel chez les alcoliques. Thèse de Paris 1888.

sklerose zu finden geglaubt haben, nicht aufrecht erhalten werden kann, da diese beiden Läsionen oft bei denselben Personen vorkommen. Der erwähnte Unterschied ist nur ein gradueller und ich bin überzeugt, dass die modernen Anatomen die gelben, schwach hervorragenden Flecken auf der innersten Haut der Arterien in den meisten Fällen als Arteriosklerose auffassen.

Unter diesen Umständen muss die Schlussfolgerung dieser Autoren, dass der Alkoholmissbrauch keine Arteriosklerose hervorzurufen imstande ist, entschieden zurückgewiesen werden, und es geht mir aus meinen klinischen Beobachtungen ganz sicher hervor, dass Alkoholmissbrauch für die Arteriosklerose ein sehr intensiv wirkendes Moment darstellt.

Als weitere Ursache für die Entstehung der Arteriosklerose unter der Rubrik Lebensweise ist zu nennen ü b e r m ä s s i g e k ö r p e r l i c h e Arbeit. Dass anstrengde körperliche Arbeit auf das Herz und das Gefässsystem mächtig einwirkt, ist allgemein festgestellt und wie bekannt, haben eine Reihe von Autoren die Ursache der Herzerweiterung und Vergrösserung gerade in körperlichen Anstrengungen gefunden.

Die infolge einer anstrengenden körperlichen Arbeit erscheinende Drucksteigerung könnte rein mechanischen Ursprungs sein, indem durch die erweiterten Gefässe der arbeitenden Muskeln eine reichere Blutmenge dem Herzen zuströmt und es also diesem ermöglicht, eine grössere Blutmenge in das Aortensystem herauszutreiben. Ausserdem sind auch die Gefässnerven hierbei beteiligt.

Nach Stricker wird gleichzeitig mit den quergestreiften Muskeln auch das Gefässnervencentrum erregt und infolgedessen das vom Splanchnicus innervierte grosse Gefässgebiet verengt. Hierdurch wird der Gesamtwiderstand im arteriellen System trotz der Erweiterung der Muskelgefässe erhöht. Noch ist zu beachten, dass bei der Muskelarbeit Kohlensäure in reichlicherer Menge als bei der Ruhe gebildet wird, infolgedessen der Kohlensäuregehalt des Bluts zunimmt. In diesem Falle kann die Erregung des Gefässnervencentrums durch die Einwirkung der Kohlensäure gesteigert werden.

Der erhöhte arterielle Druck hat nach der Auffassung mehrerer Autoren für die Entwicklung der Arteriosklerose eine grosse Bedeutung. Als Beweis für diese Ansicht kann angeführt werden, dass auch in der Lungenarterie, wo die arteriosklerotischen Veränderungen unter gewöhnlichen Umständen sehr selten sind, solche erscheinen, wenn der Druck in diesen Gefässen eine längere Zeit erhöht ist.

Ebenso wichtig aber als die körperliche Ueberanstrengung ist in der Aetiologie der Arteriosklerose die geistige, die intellektuelle Ueberanstrengung, und vor allem die Gemütsbewegungen. Besonders letzeren möchte ich einen ganz hervorragenden Platz unter den Ursachen einräumen. In einer grossen Reihe von Fällen hat, nachdem vergeblich an allen Ecken und Enden nach einer Ursache der oft bei ganz jungen Leuten beginnenden Sklerose gesucht worden war, die eine kurze Frage: „Haben Sie schon viele Gemütsbewegungen durchgemacht?" das Eis gebrochen und die Aetiologie klargelegt. Heutzutage in dem so furchtbar tobenden Kampf ums Dasein gehen so viele zu Grunde, denen die fortgesetzten Sorgen, die schlaflosen qualvollen Nächte, die unausgesetzten Aufregungen, welche dieser Kampf mit sich bringt, den harten Herzschlag, bald die Zeichen der Endarteriitis und schliesslich schwere Störungen von seiten des Herzens und des Kreislaufs eingetragen haben, bis eine qualvolle Wassersucht, ein Herzkrampf oder eine Apoplexie dem Drama ein Ende macht. Auch bei Frauen, die natürlich in vielen Fällen den Kampf mitkämpfen müssen, habe ich in den letzten 2 Jahren, auffallend häufig im Vergleich zu früher, die Anzeichen der sich entwickelnden Arteriosklerose, harter Herzschlag, Spannung des Arteriensystems, endarteriitische Prozesse an den Aortenklappen u. s. w. mit ihren bekannten Symptomen entstehen sehen.

Dass die Arteriosklerose oft bei Individuen mit überwiegend anstrengender intellektueller Arbeit vorkommt, haben viele Aerzte berichtet. Insbesondere haben französische Autoren hervorgehoben, dass die Gelehrten, Staatsmänner, Politiker, Finanzmänner, Schauspieler, Aerzte u. s. w. sehr oft von dieser Krankheit betroffen werden.

Huchard lenkt die Aufmerksamkeit auf die lebhaften motorischen Erregungen, welche geistige Spannungen und Gemütsbewegungen allerlei Art hervorrufen, wodurch Drucksteigerungen im arteriellen System bewirkt werden. Wenn dies selten stattfindet, hat dies nur eine geringe Bedeutung; geschieht es aber täglich und jahrelang, so ist es sehr leicht denkbar, dass hierdurch schädliche Folgen für das Gefässsystem entstehen können.

Zu vergessen ist nicht, dass hier oft noch andere schädliche Einflüsse einwirken, wie Uebermass im Essen und Trinken, ungenügender Schlaf und eine stillsitzende Lebensweise, deren schädliche Wirkung ich schon oben auseinandergesetzt habe.

Bei vielen dieser meiner Patienten, bei denen intellektuelle Ueberanstrengung oder starke Gemütsbewegungen eine Bedeutung als ursächliches Moment gehabt haben, war wohl auch eine gewisse erbliche Anlage vorhanden. Sie waren selber nervöse Individuen, wie man sagt, in deren Familien oft auch nervöse Manifestationen gewöhnlich waren und auch andere Familienglieder Erscheinungen der Sklerose boten. Die Verhältnisse im wirklichen Leben sind unzweifelhaft sehr verwickelt, es sind ganz sicher noch viele sorgfältige, mühsame Untersuchungen nötig, bis die Frage nach der Bedeutung dieser Faktoren für die Aetiologie der Arteriosklerose genügend festgestellt wird. Aber ich für meine Person bin nach Beobachtung eines grossen diesbezüglichen Krankenmaterials fest davon überzeugt, dass Gemütsbewegungen und übermässige geistige Anstrengungen heutzutage eine der wichtigsten Faktoren in der Aetiologie der Arteriosklerose ausmachen.

Wie schon erwähnt, ist auch die chronische Nikotinvergiftung als Ursache der Arteriosklerose zu erwähnen. Es ist eine alte Erfahrung, dass Tabakmissbrauch Herzsymptome hervorruft; die Herzthätigkeit wird ungeregelt, die Pulsfrequenz höher, es tritt ein dumpfer Schmerz und Unruhe in der Herzgegend auf. Nach Huchard können wirkliche Anfälle von Herzkrampf und Atemnot (Stenokardie) auf Grund von Tabakmissbrauch entstehen.

Das Nikotin ruft eine Gefässverengerung hervor, welche Blässe im Gesicht, Kälte der Extremitäten, Schwindel, Schmerzempfindungen im Brustbein und gewaltsames Herzklopfen verursacht. Durch einen lang dauernden und öfters wiederholten Krampf in den Gefässmuskeln können sich in diesen Muskeln arteriosklerotische Veränderungen entwickeln; werden die Arterien des Herzens von denselben betroffen, so sind die Voraussetzungen für das Entstehen eines Herzasthmas gegeben.

Auch die Heredität, die Erblichkeit, wird oft als ursächlicher Faktor für die Arteriosklerose aufgestellt. Sicher ist, dass sie oft bei verschiedenen Mitgliedern einer und derselben Familie auftritt, gleichviel ob sie derselben oder ververschiedenen Generationen angehören. Leicht ist es allerdings nicht, in den verschiedenen Fällen die Heredität nachzuweisen; indessen dürfte es unzweifelhaft sein, dass solche doch öfters, vielleicht sogar recht oft vorkommt. Man hat eben früher die Arteriosklerose sehr selten diagnostiziert. In meiner Privatpraxis habe ich ab und zu Fälle beobachtet, bei welchen die Erblichkeit der Arteriosklerose deutlich erkennbar war.

Dass auch bei mehreren Infektionskrankheiten Veränderungen in den Gefässen, besonders Entzündungen der inneren Häute entstehen, ist allgemein bekannt.

Schwere fieberhafte Krankheiten nehmen im akuten Stadium oder in der Rekonvaleszenz den Kreislaufapparat beträchtlich in Anspruch und führen eine Reizung des Gefässendothels herbei, die als prädisponierendes Moment für die Entstehung der Arteriosklerose angesehen werden muss. Als Zeichen dieser Beteiligung des Gefässapparats ist namentlich die Steigerung des Gehalts an weissen Blutkörperchen anzusehen, und Rosenbach hat beobachtet, dass der Gehalt an diesen Elementen nicht selten massgebend war für die Ausbildung dauernder Veränderungen am Herzen und Gefässapparat. Die Stärke der Veränderung ist weniger von der Dauer der fieberhaften Erkrankungen als von der Höhe des Fiebers oder der Grösse der Reize, die die Veränderung des Haushalts des Organs herbeiführt, abhängig.

H. Martin*) hat Endarteriitis mit Verschluss der Arterien bei Diphteritis und Typhoidfieber gefunden. Nach Landouzy und Siredey**) scheint von allen Infektionskrankheiten, mit Ausnahme des **akuten Gelenkrheumatismus**, der **Typhus** abdominalis am meisten Veranlassung zu Erkrankungen des Kreislaufapparats zu geben. Namentlich soll eine im Verlauf des Typhus auftretende Endarteriitis durch ihre Tendenz zu fortschreitendem Gefässverschluss erhebliche Störungen setzen und zur Ausbildung lokaler und allgemeiner Arteriosklerose beitragen.

Bei der Influenza sind von endarteriitischen Prozessen bedingte Arterien-Thrombosen beobachtet worden. Edgren bestreitet dies zwar; allein es ist doch ausser Zweifel, dass ein infektiöser Reiz zurückbleibt, der nach und nach chronische Störungen hervorruft. Rosenbach erwähnt vor allem die Diphtheritis, Scharlach und lang dauernde Lungenentzündung.

Auch die arthritische Diathese, die Disposition für Gicht, wird vielfach als Ursache der Arteriosklerose genannt. Eine Reihe von Autoren haben gewisse Diathesen oder eigentümliche Zustände beim Organismus angenommen, welche für gewisse Krankheitsformen prädisponieren. Diese Diathesen sind eminent erblich, weshalb auch gewisse krankhafte Aeusserungen bei verschiedenen Mitgliedern einer und derselben Familie vorkommen. Diejenigen Krankheiten, welche der arthritischen Diathese, namentlich von der französischen Schule zugerechnet werden, sind: Gallenstein, Nierenstein, Fettleibigkeit, Zuckerkrankheit, Gicht, rheumatische Leiden, vor allem der chronische Rheumatismus, Migräne, Asthma, sowie gewisse Neuralgien. Die Erfahrung hat nun an die Hand gegeben, dass die Arteriosklerose bei Individuen, welche irgend eine dieser Krankheitsformen darbieten, sehr gewöhnlich ist, dass bei arthritischen Familien viele Mitglieder schon in ziemlich jungen Jahren ausgeprägte Gefässveränderungen zeigen. Auf Grund dessen hat man sich vorgestellt, dass die arthritische Diathese für die Arteriosklerose disponiert oder diese Krankheit sogar erzeugt.

---

*) Martin, Revue de médecine, 1881, S. 369.
**) Landouzy et Siredey, Revue de Med. 1885, S. 843.

Unter 140 Fällen mit Arteriosklerose hat Gueneau de Mussy rheumatische Manifestationen bei 68 gefunden. Hierbei ist zu bemerken, dass dieser Autor als ursächliches Moment für die Arterienverkalkung sowohl den akuten und subakuten, als auch den chronischen Rheumatismus in Betracht zieht. Seiner Auffassung nach stellt der Rheumatismus eine sehr wichtige Manifestation der arthritischen Diathese dar.

Freilich muss man auf der Hut sein, die Angaben der Patienten über rheumatische Schmerzen richtig zu verwerten. Recht häufig sind die Schmerzen eher Symptome einer eingetretenen Arteriosklerose und wären also nicht die Ursache, sondern bereits die Begleiterscheinung der Gefässveränderung. Auch bei der zur Gangrän, zum Brand führenden endarteriitischen Verstopfung von Gefässen der Extremitäten sind häufig heftige rheumatische (neuralgische) Schmerzen das erste Symptom.

Auch Rosenbach betont, dass die Arteriosklerose mit dem chronischen Gelenkrheumatismus und namentlich mit der arthritis deformans sowie mit Gicht und Nierenstein im engsten Zusammenhang steht; doch ist nach ihm weder die Arteriosklerose die direkte Folge der Gelenkaffektion, noch findet das umgekehrte Verhalten statt; beide sind der gleichartige Ausdruck des veränderten Stoffwechsels und es ist selbstverständlich, dass gerade an den durch Einwirkung besonderer Reize am stärksten arbeitenden und deshalb am frühesten degenerierenden Partien von Muskeln und Gelenken sich auch eine besondere Gelegenheit zur Degeneration kleinster und grösserer Gefässe findet.

Von einzelnen Autoren wurden auch häufige **Blutungen** als Ursache der Arteriosklerose beschuldigt; es ist sehr schwer, hierfür einen triftigen Beweis zu erbringen, da Darm- und Nasenblutungen die häufigsten Vorläufer oder eines der häufigsten Symptome im Bilde der Arteriosklerose sind. Sie sind die Folge von bereits ziemlich vorgeschrittenen Störungen der Funktion im Gewebe. Doch haben mir verschiedene Beispiele von Männern, die auffallend viel an hämorrhoidalen Blutungen gelitten haben, oder Frauen mit sehr starker oder zu lange dauernder Menstruation im Klimakterium gezeigt, dass eine dauernde Blutarmut sehr wohl ein prädisponierendes Moment für den Ausbruch oder die schnellere Entwickelung der Arteriosklerose abgeben kann. Freilich könnte man dagegen einwenden, dass auch diese Blutungen schon die Folge von Gefässveränderungen sind, ebenso wie die chronische Blutarmut, auf die man oft die Entstehung der Arteriosklerose zurückführt, eben schon der Ausdruck jener Störung im Körperhaushalt sein kann, die schliesslich in der Ausbildung von Veränderungen der Gefässe gipfelt.

Auch die Neurasthenie wird oft in Beziehung zur Arteriosklerose gebracht, weil bei Neurasthenikern in der grossen Mehrzahl der Fälle sich bereits am Ende des 4. oder Anfang des 5. Jahrhunderts Erscheinungen von offenbarer Arteriosklerose einzustellen pflegen.

Ferner ist bekannt, dass eine erbliche Nervosität und Erregbarkeit des Herzens gewöhnlich in Familien vorkommen, die auch zu Arteriosklerose disponiert sind.

Rosenbach sagt über diesen Punkt: „Es ist wohl anzunehmen, dass die abnorme Reizbarkeit und Erschöpfbarkeit des Nervensystems, die das Wesen der Neurasthenie ausmacht, auf einer allzu geringen wesentlichen und ausserwesentlichen Arbeitsleistung der nervösen Hemmungsapparate beruht, die die protaplasmatischen Vorgänge und andere Formen der Reaktion zu regulieren bestimmt ist, so dass bei relativ geringen Reizen schon ein grosser Umsatz an Spannkraftmaterial und an thermetischer und oxygener Energie besteht, der natürlich nur durch stärkste Leistung von seiten des Gefässsystems gedeckt werden kann und trotzdem leicht die Erscheinungen der Ermüdung und der Erschöpfung herbeiführt."

Bevor ich die Aetiologie der Arteriosklerose verlasse, will ich noch kurz erwähnen, dass häufig der Fehler gemacht wird, ein plötzliches Eintreten der Arteriosklerose zu diagnostizieren, wo es sich schon um den ersten Eintritt einer Kompensationsstörung (Ausgleichsstörung) handelt. Irgend ein Asthmaanfall oder sonst eine Störung lenkt die Aufmerksamkeit des Kranken und des Arztes auf den Gefässapparat, während bis zu diesem Zeitpunkt der Zustand des völligen Ausgleichs, der völligen Kompensation, mit dem Zustand der völligen Gesundheit verwechselt wurde.

Plötzlich bei irgend einer Gelegenheit, bei einer starken Gemütsbewegung, einem plötzlichen Schreck, einer starken Inanspruchnahme der Muskelthätigkeit, kann bei anscheinend gesunden Leuten eine Ausgleichsstörung sich anschliessen, die von deutlichen Zeichen einer Gefässerkrankung gefolgert ist, dass man ausser Zweifel ist, dass die entstehende bezw. jetzt ans Tageslicht tretende Krankheit mit diesen Zufällen zusammenhängt. Dies ist aber nur äusserst selten der Fall. In der überwiegenden Mehrzahl der Fälle lässt sich, wenn man das Vorleben genau verfolgt, nachweisen, dass die Patienten schon lange vor dem Eintreten dieser gefahrdrohenden Störung beträchtliche Beschwerden, besonders Herzklopfen, Atemnot, Schwindel, Schlaflosigkeit etc. hatten, und zwar besonders nach grösseren körperlichen Anstrengungen, nach üppigen Mahlzeiten, beim Ersteigen mehrerer Treppen etc., und dass somit nur eine Steigerung der Anforderungen, die vielleicht nicht einmal bedeutend war, klar vor Augen geführt hat, dass die Grenze der Leistungsfähigkeit überschritten war.

Doch kommen auch Fälle vor, wie ich selbst einige beobachtet habe, wo nach plötzlichem Schreck, übermässiger Anstrengung, Heben einer enorm schweren Last in gebückter gezwungener Stellung, oder bei schweren Bergpartien, nach forcierten Märschen und übertriebenen sportlichen Leistungen, plötzlich eine akute Erweiterung des Herzens auftrat und trotz aller therapeutischen Massnahmen dauernd bestehen blieb. Hier hatte sich meist die Verkalkung der Kranzarterien des Herzens und des Aortenursprungs rasch ausgebildet, weil an die Herzgefässe infolge der Veränderung der Cirkulation zu grosse Ansprüche gestellt wurden. Nur in solchen Fällen kann man, wie dies auch Rosenbach zugesteht, von einem akuten Anfang und auch von der akuten Entwickelung der chronischen arteriosklerotischen Gewebsveränderung reden.

Ich habe die Aetiologie der Arteriosklerose eingehend zergliedert, das in der Litteratur gefundene Material thunlichst gesammelt und zusammengestellt und die Resultate hervorgehoben, welche aus meinen eigenen Untersuchungen und Beobachtungen gezogen werden können. Es hat sich dabei herausgestellt, dass viele verschiedene Faktoren als hierbei thätig angenommen werden können.

In vielen Fällen ist die Ursache sehr schwer festzustellen, und selten ist die Bedeutung eines angeführten ätiologischen Faktors durch genügende Kasuistik gedeckt. Es sind eben grosse Schwierigkeiten zu überwinden beim Zusammenbringen eines in dieser Hinsicht zweckmässigen Materials. Es ist schwierig, in jedem Falle zuverlässige und vollständige Aufklärungen zu erhalten und eine so grosse Anzahl von genau registrierten Fällen zu bekommen, dass daraus irgend welche sichere Schlussfolgerungen gezogen werden können. Zu diesem Zweck sind sehr umfassende Untersuchungen notwendig, welche kaum von jedem einzelnen Forscher ausgeführt werden können. Ich glaube aber, dass das von mir persönlich in meiner eigenen praktischen Thätigkeit und in der Litteratur gesammelte Material es mir erlaubt, für die Arteriosklerose gewisse ätiologische Faktoren als ziemlich sicher zu betrachten.

Den ersten Platz nimmt meiner Meinung nach die Lebensweise und die Ernährung ein, wie ich oben eingehend auseinandergesetzt habe, unzweckmässige, meist zu reichliche Ernährung bei mangelnder Bewegung, übermässige körperliche und geistige Arbeit, Gemütsbewegungen, Missbrauch von Alkohol und Nikotin. An sie schliesst sich an die Heredität, gleichviel ob sie in weiterem Sinne als gichtische Diathese oder in engerem Sinne, wenn man nur die arteriosklerotischen Manifestationen berücksichtigt, aufgefasst wird. Dass vielleicht die Syphilis in dem einen oder anderen Fall auch zur früheren

Entstehung der Arteriosklerose beigetragen hat, will ich nicht gerade von der Hand weisen, muss aber an der Hand eines grossen Krankenmaterials entschieden dagegen protestieren, dass sie von Edgren und einer Reihe von anderen Autoren an die Spitze gestellt wird.

Die Symptome der Arterienverkalkung.

Der von manchen Autoren durchgeführten Trennung der Arterienverkalkung in eine allgemeine, über den ganzen Organismus verbreitete, und eine lokale, die sich nur in einzelnen Körperteilen zeigt, will ich mich zunächst nicht anschliessen, da ich die wichtigsten Formen der lokalen Erkrankungen, die Kranzarteriensklerose (Cardiosklerose) und die Gehirnsklerose in einem Nachtrag extra beschreiben werde. Ich werde deshalb nur die Symptome der allgemeinen Sklerose schildern, da ja doch meist das ganze System betroffen wird und nur der Befund nicht überall makroskopisch gleich deutlich ist. Den eigentlichen Prozesses, die allgemeine oder lokale Erkrankung der inneren Gefässwand klinisch zu differenzieren, ist direkt nicht möglich, nur aus dem Auftreten von qualitativen und quantitativen Veränderungen der Funktion eines Organs lässt sich auf eine vikariirende Bethätigung der Gefässwand in toto oder des Endothels allein schliessen. Direkte Zeichen dieser Form der Gefässerkrankung giebt es nicht, dagegen sind die Zeichen erhöhter und vermehrter Triebkraft (Zunahme des Drucks) schon früh ausgesprochen und aus ihnen kann man im allgemeinen schon Rückschlüsse auf den Vorgang machen, bevor die Gewebstörungen im Parenchym des Capillargebiets, die sich vor allem durch Veränderungen der Funktion, durch Schwellung und häufiger noch durch Schrumpfung der fühlbaren Organe kundgeben, deutlich nachweisbar werden. Diese **Zunahme des Drucks, ein anhaltender erhöhter arterieller Druck**, ist also das allererste Symptom der Arteriosklerose; dieses Symptom kommt auch während des ganzen Verlaufs der Krankheit bis zu dem Zeitpunkt vor, an welchem die Kraft des Herzens anfängt abzunehmen und die Cirkulation nicht mehr in normaler Weise erhalten werden kann. Jede Theorie, welche die Entstehung der Arteriosklerose zu erklären bestrebt ist, muss daher notwendig den gesteigerten arteriellen Druck berücksichtigen. Ehe ich aber näher auf diesen gesteigerten Druck eingehe, will ich noch erwähnen, dass man zwei Gruppen von Kranken unterscheiden kann, die p l e t h o r i s c h e n, die an Blutüberfüllung leiden, und die a n ä m i s c h e n, die blutarmen. Bei den ersteren entwickeln sich mehr die Wandverdickungen, die Herzvergrösserung, bei letzteren die Wandentartungen, besonders in der Innenhaut der Gefässe, die Endosklerose, und die Herzerweiterung, die Atonie; doch habe ich eine Reihe von Fällen mit stärkster Endosklerose gesehen, bei der jede durch Volumensveränderung angezeigte Beteiligung des Herzens fehlte. Gerade aber hier bestanden gewöhnlich die allerschwersten allgemeinen Ernährungsstörungen, ähnlich wie bei der Krebs-Cachexie (die anämische Form der Sklerose, die ich später schildern werde).

Die Kranken der p l e t h o r i s c h e n F o r m der Sklerose zeigen das typische Verhalten der mit allgemeiner Plethora oder mit Blutüberfüllung der Unterleibsorgane behafteten. Sie haben ein blühendes Aussehen mit Appetit und vermehrten Durst, häufig gutes Fettpolster, neigen sehr zu Schweiss und reichen Urinausscheidungen, die Gesichtsfarbe ist meist etwas gerötet und geht in späterern Stadien oft ins bläuliche über. Die Erweiterung der Capillaren und kleinsten Arterien sieht man oft im Gesicht, an der Nase, den Ohren und Wangen sehr auffallend, auch die Schleimhäute sind blutgefüllt und rot; oft haben sie eine ziemliche Fettansammlung im Nacken, Hals und Unterleib.

Die Venen des Mastdarms sind meist stark erweitert, es treten die bekannten Hämorrhoiden auf. Auffallend sind die häufigen Blutungen bei diesen Kranken, teils aus der Nase, besonders aber aus dem Darm, auch ohne dass Hämorrhoiden nachweisbar sind, meist aber aus deutlich erweiterten Venen. Im ersten Falle handelt es sich wahrscheinlich um innere Blutungen per diapedesin, wobei das Blut durch die unverletzte Venenwand durchtritt, wie sie bei Stauungen im Kreislauf der Goldader, bei Leber-, Gicht- und Zuckerkranken häufig vorkommen. Auch durch den Mund wird oft Blut entleert, das aus dem Magen kommt und meistens habe ich beobachtet, dass dabei von anderen Kollegen die Diagnose auf Geschwür oder Krebs gestellt wurde. Doch stellte es sich nachher heraus, dass auch diese Blutungen keine schlimmere Bedeutung haben als die Hämorrhoidalblutungen; auch Blasen- und Nierenblutungen, sowie Blutungen aus dem Nierenbecken sind nicht selten, namentlich jenseits der 40er Jahre auf der Grundlage der Gewebsveränderungen, die später zu Arteriosklerose führen.

Das Nasenbluten kommt oft schon während der allerersten Stadien der Arteriosklerose vor, ja oft schon, ehe irgendwelche andere Symptome der Sklerose auftreten, zu der Zeit, wo nur eine meist unbedeutende Erhöhung des arteriellen Drucks nachgewiesen werden kann. Wenn die Sklerose sich deutlicher entwickelt, kommen sie wohl auch noch vor, aber dann seltener. Wenn aber durch Uebergreifen des atheromatösen Prozesses auf die Aortenklappen eine Untüchtigkeit derselben, eine Aorten-Insuffizienz entsteht, werden Nasenblutungen wieder sehr häufig beobachtet.

Meist sind diese Blutungen leicht und üben oft sogar eine wohlthätige Wirkung aus, indem durch dieselben der oft enorm gesteigerte Druck in den Arterien des Kopfes wenigstens vorübergehend erleichtert wird; später aber, wenn der Druck und die Herzthätigkeit schlechter wird, dann lassen sie meist oder eigentlich immer nach. Diese Blutungen sind als Symptome einer angefangenen oder bereits ausgebildeten Arteriosklerose von grossem Wert, wenn sie bei einer älteren Person nach einer Gemütsbewegung oder leichten Anstrengung oder auch ohne nachweisbare Ursache auftreten. Schaden bringen sie selten, weil sie meist gering sind und leicht gestillt werden können. Doch habe ich einige Fälle gesehen, bei denen die anfangs nur leichten Nasenblutungen plötzlich so stark und so häufig auftraten, dass sie eine bedeutende Abnahme der Körperkräfte hervorriefen und dadurch den letalen Ausgang beschleunigten.

Was die Nasenblutungen anbelangt, so kommen sie in grösserem Quantum nur selten vor; dagegen dürfte die Gegenwart von geringen Blutmengen, die nur mit dem Mikroskop oder der Guajaktinktur entdeckt werden können, sehr gewöhnlich sein. Die ziemlich häufig vorkommenden Blutungen in die Netzhaut werden bei den Erkrankungen des Auges besprochen werden.

Auch unter der Haut habe ich ab und zu kleinere Blutungen gesehen, besonders auf dem Handrücken. Sie treten als Flecken auf mit all den Eigenschaften der gewöhnlichen Ekchymosen; manche geben ein Trauma, eine Reibung oder einen Stoss als Ursache an; meist war dabei die Haut senil verändert, auffallend runzelig, dünn und blass. Es ist wahrscheinlich, dass auch hier die kleinsten Hautgefässe arteriosklerotisch verändert und dadurch spröde werden, wobei schon ein geringer Anstoss genügt, sie zum Bersten zu bringen.

Blutgefärbter Auswurf kommt oft während des ganzen Verlaufs der Arteriosklerose vor, häufiger gegen das Ende, als im Anfang. Die Blutmenge variiert von kleinen roten Streifen bis zu grossen Mengen reinen Bluts. Nie aber habe ich von einer so grossen Blutmenge gehört, wie bei Lungentuberkulose; meist kommen sie von Lungenembolien, ab und zu verursachen aber auch aktive Kongestionen blutigen Auswurf.

Symptome von seiten des Atmungsapparats.

Ein häufiges Auftreten von Katarrhen gehört mit zu den ersten Zeichen der Blutüberfüllung im Kreislauf. Hierbei hat man zwei Formen zu unterscheiden: die kongestiven Katarrhe und die Stauungskatarrhe.

Die ersten, die **kongestiven Katarrhe**, sind der direkte Ausdruck der aktiven Blutüberfüllung, sie sind die Vorläufer des akuten kongestiven Lungenödems und beruhen auf einer plethorischen Blutüberfüllung der Lungen mit arteriellem Blut. Solange durch Steigerung der Sekretion den Anforderungen an die Gewebsarbeit genügt werden kann, wird durch starke Absonderung aus der Schleimhaut der Nase und Bronchien der Ueberfüllung und übermässigen Belastung der Gefässe des Gehirns und der Brust vorgebeugt. Es ist deshalb immerhin noch ein gutes Zeichen, wenn die Arteriosklerotiker bei ihren spezifischen Nasen- und Bronchialkatarrhen noch einen tüchtigen Abfluss haben. Reicht aber diese Arbeit nicht mehr aus, dann kommt es zu einer anderen Art der Selbsthilfe, nämlich zum Austritt von Blut aus den Rissstellen der Gefässe oder durch Entleerung grosser Blutmengen durch Diapedese (Durchtritt von Blut durch die Gefässporen, parenchymatöse Blutung). Letztere Blutung, bei welcher das Blut aus präformierten Lücken hervortritt, ist immerhin ein weniger bedenkliches Zeichen, als die erstere Art der Blutung, die ein späteres und darum weit bedenklicheres Zeichen ist (sowohl die aus der Nase, als die aus den Gefässen des Unterleibs).

Hören die Blutungen bei fortgesetzter Kongestion auf, so ist dies ein Beweis dafür, dass die Gewebsveränderungen an den Arterien schon viel weiter vorgeschritten sind, dass bereits eine Gewebsuntüchtigkeit eingetreten ist, da die Gefässüberfüllung eben nur dadurch vermindert werden kann, dass das Lumen der Gefässe unter der Verdickung durch Starrwerden verkleinert wird.

Diesem aktiven kongestiven Katarrh steht gegenüber der **Katarrh, welcher als Folge passiver Blutüberfüllung** und als Ausdruck der durch Untüchtigkeit des Protoplasmas bewirkten Stauung im Lungenkreislauf zu betrachten ist und den mehr oder weniger starken Anschwellungen an den Knöcheln gleichkommt, die sich bei Herzschwäche gewöhnlich am Abend am stärksten ausgeprägt zeigen und erst später dauernd werden.

Diese auf passiven Stauungen beruhenden Katarrhe kommen nur in letzterem Stadium vor, wenn die Herzkraft im Erlahmen ist und gehen öfter in Lungenlähmung über. Sie ist der Ausdruck des Mangels an Triebkraft im Protoplasma der Gewebe und in den Gefässen.

Auch der **Atmungstypus** ändert sich bei der Arteriosklerose und zwar in zwei Formen. In den einen Fällen wird der Atmungstypus nur vorübergehend verändert, als Symptom vorübergehender Cirkulationsstörung, etwa wie das Herz zuweilen selbst unregelmässig schlägt und dann später wieder regelmässig (Pulsarrhytmie). Bei der zweiten Form finden sich nachweisbare Veränderungen des Volumens der Lunge, welche sich dem veränderten Zustand anpassen und sich als Lungenblähungen (Emphysem) äussern. Die erstere Form, die vorübergehende Veränderung des Atmungstypus hat ihre Ursache meist in Kreislaufstörungen im Gehirn (cerebrales Asthma), das bei völligem Fehlen aller sonstigen Symptome von Atemnot und Herzuntüchtigkeit, wie Dyspnoe, Cyanose u. s. w. unter enormem Angstgefühl eintritt und sich meist nicht in beschleunigter, sondern in sehr vertiefter Atmung äussert.

Ein sehr wichtiges Symptom, weil es, wenn richtig gedeutet, schon sehr früh die allgemeine Sklerose und die lokale Sklerose im Gehirn erkennen lässt, ist eine eigentümliche Form des **unregelmässigen Atmens**. Die Patienten, welche an dieser Anomalie der Atmung leiden, zeigen oft schon kürzere oder längere Zeit hindurch zunehmende Kurzatmigkeit, eine auffallende Veränderung des Gesichts und Abnahme des Appetits, ohne dass von seiten des Gefässapparats irgendwelche physikalischen Erscheinungen auftreten würden. Höchstens sind die Temporal- oder Radialarterien etwas geschlängelt. Zuweilen zeigen sich Vorboten in Form von tiefen und langsamen Atemzügen, die sich anscheinend ohne Willen und Wissen des Patienten wie mühevolle Einatmungen oder Seufzer zwischen die normalen Atemzüge einschieben. Meist aber tritt ganz plötzlich, vielleicht während eines Spaziergangs oder während einer Unterhaltung oder auch bei Nacht mitten im Schlafe eine typische Veränderung des Atmungs-Typus ein. In ausgesprochenen Fällen ist der Atmungstypus vollständig verändert; der Brustkorb erweitert sich mächtig und die einzelnen Atemzüge sind entweder gleichartig oder, was häufiger ist, unregelmässig. Eine längere Pause in den Atemzügen ist selten; gewöhnlich aber folgen auf eine Periode sehr vertiefter Atmung eine zeitlang wieder ganz normale Atemzüge. Patienten, die keine anstrengende Körperarbeit zu verrichten haben, haben keine wirkliche Atemnot (Dyspnoe), keine ungenügende Versorgung mit Sauerstoff; meist sind sie sich der Anomalie gar nicht bewusst, was dafür spricht, dass es sich um eine vom Centralorgan ausgehende nervöse Regulationsstörung im Atmungsapparat und nicht um eine Erkrankung der Lunge handelt. Man hüte sich aber, diese Form der Atmung lediglich in die Reihe der nervösen Störungen unterzubringen oder sie gar leicht zu nehmen, sie ist vielmehr vor allem bei älteren Leuten eines der wichtigsten Zeichen schwerer Veränderungen in der Ernährung des Herzens und der Gefässe.

Diese Atemnot gehört ebenfalls, wie schon bemerkt, zu den frühzeitigsten Symptomen beginnender Sklerose. Von einer leichten Atemnot beim Treppensteigen und sonstigen anstrengenden Bewegungen bis zur ausgeprägten Atemnot (Dyspnoe), welche den armen Patienten ununterbrochen belästigt, giebt es eine grosse Reihe von Uebergängen.

Eine besondere Form ist das Asthma cardiale, welches meist während der Nacht plötzlich anfallsweise auftritt. Gewöhnlich ist dieses Asthma noch mit anderen unangenehmen und beängstigenden Symptomen verbunden, mit einem Gefühl von Druck, Beklemmung oder Schmerz in der Herzgegend, im Rücken, in der Magengegend, in den Armen (letzteres besonders häufig). Eine eingehende Schilderung dieser Asthmaanfälle findet sich bei Leyden*) und bei

---

*) Leyden. Zeitschrift f. klinische Medicin 1884. Bd. VII, S. 459, 539.

Fränckel*). Zuweilen kommen leichte Vorboten in Form allgemeinen Krankseins, Schwäche, Müdigkeit, leichten nicht anstrengenden Hustens vor, oft aber bricht auf einmal ohne derartige Vorboten mitten in der Nacht, meist nach Mitternacht, eine heftige Atemnot aus, welche den Patienten aus dem Schlaf weckt. Mit einer entsetzlichen Geschwindigkeit entwickelt sich die Atemnot; der Patient springt aus dem Bett, muss sich setzen oder stehend sich gegen die Wand, den Thürpfosten, einen Tisch oder dergl. stützen. Bald zeigt sich Blausucht an den Händen und Lippen, weithin hörbare Rasselgeräusche treten auf und ein oft sehr starker Husten mit mehr oder weniger reichlichem teilweise schaumigem Sputum bestehendem Expektorat stellt sich ein. Wenn man den Patienten untersucht, findet man gewöhnlich keine ausgeprägten Veränderungen in den schon vorher beobachteten Herzsymptomen. Gewöhnlich hat man früher eine mehr oder weniger deutliche Accentuierung des zweiten Aortentons und vielleicht auch eine leichte Unregelmässigkeit in der Herzthätigkeit beobachtet. Dieses Symptom ist zuweilen während des Anfalls mehr ausgeprägt und im Zusammenhang damit ist oft der Puls etwas unregelmässig, gewöhnlich aber ziemlich gespannt. Dagegen sind die Symptome von seiten der Lungen deutlich, wenigstens nachdem der Anfall eine zeitlang gedauert hat. Dämpfung ist keine vorhanden. Dagegen hat der Percussionston oft einen tympanitischen Klang, bei der Askultation hört man gröbere oder feinere Rasselgeräusche in mehr oder weniger reichlicher Menge.

Neben der Atemnot tritt hochgradige Unruhe und Angst auf, kalter Schweiss entsteht auf der Stirn, im Gesicht und auf der Brust und die Umgebung erwartet jeden Augenblick das Absterben des Patienten.

In seiner schwereren Form dauert der Anfall ein oder zwei Stunden, allmählich wird das Atmen leichter, der Patient kann

---

*) Fränckel, Eulenburgs Real-Encyklopädie 1894, Bd. II, Artikel Asthma, und Zeitschrift f. klin. Medicin. 1882. Bd. IV, S. 1.

sich wieder ins Bett legen und gegen Morgen schläft er oft ein und erwacht beträchtlich gebessert oder wieder hergestellt. Meist aber dauert das Husten noch einige Tage fort und auch das Rasseln auf den Lungen hält oft noch einige Tage an. Solche Anfälle sind immer ernst zu nehmen. Sie deuten eine bedeutende Herzschwäche an, selten aber erliegt der Patient schon dem ersten Anfall. Gewöhnlich erscheint nach einigen Monaten ein neuer Anfall, so werden die Zwischenpausen immer kürzer, es tritt schliesslich eine permanente Herzuntüchtigkeit ein oder es erfolgt der Tod unmittelbar während des Anfalls.

Was die anatomische Ursache der Atemnot bei Arteriosklerose anbelangt, so ist sie zweifellos bei den verschiedenen Stadien der Krankheit eine verschiedene. Huchard*) und Tournier**) haben eine mechanische und eine toxische Dyspnoe unterschieden, Picard hat besonders eine Unterart der toxischen Dyspnoe, eine alimentäre geschildert.

An der Hand der Aufzeichnungen dieser Autoren will ich kurz die einzelnen Formen schildern, die für das Verständnis und die richtige Behandlung dieser Asthmaanfälle von grossem Wert sind.

1. Die toxische Atemnot entsteht durch eine Untüchtigkeit der Niere, welche zur Folge hat, dass Substanzen, die ausgeschieden gehören, im Blut zurückgehalten werden und dadurch Atemnot hervorrufen. Eine derartige Untüchtigkeit der Nieren kann nicht allein in späteren Stadien der Krankheit, sondern auch in ihrem Anfang vorkommen, ja ohne dass die Eiweisausscheidung, dieses frühzeitige Symptom der Lokalisation der Sklerose, in den Nieren noch eingetreten ist. Diesen Angaben entsprechend habe ich häufig den Urin solcher Patienten untersucht und gefunden, dass er auffallend rein, fast wasserklar war und keinerlei toxische bezw. reduzierende Substanzen enthielt. Wenn ich solchen Patienten nierenanregende

---

*) Huchard, Maladies du coeur, Paris 1893, S. 216. —
**) Tournier, la dyspnée card. Paris 1892.

Mittel gab, wie Coccus cacti, Sulph., in starken Lösungen, Theobromin I. oder Coff. natr. salizyl. I, so wurde meist der Urin dunkler, gelber, spezifisch schwerer, enthielt viele toxische Substanzen und die Anfälle von nächtlicher Atemnot, der angina pectoris, verschwanden oft auf längere Zeit. Dieselben wurden auch oft dadurch beseitigt, wenn ich die Kranken auf absolute Milchdiät setzte und sie namentlich viel gestandene und Buttermilch trinken liess. Ganz besonders aber wurde die Besserung beschleunigt, wenn der Milch Natronverbindungen, wie das Fachinger Wasser, Wildunger oder Wiesbadener Kochsalzbrunnen zugesetzt wurde, namentlich aber, was von den Kranken viel lieber genommen wurde, die Vichy Comprimés. Selbstverständlich wurde dem Kranken strenge Bettdiät verordnet, was natürlich die vorhandene Herzuntüchtigkeit mit den meist schon vorhandenen Stauungserscheinungen beseitigte. Erwähnen möchte ich hier noch die vortreffliche Wirkung von Natr. mur. und Natr. sulf. in niederen Verreibungen zur gründlichen Beseitigung dieser toxischen Dyspnoe. Ich habe solche Kranken bis zu 3 Liter Milch trinken lassen; diese Milchkur half übrigens bei Kranken, welche keine Stauungserscheinungen, sondern nur Atemnot hatten, ebensogut.

2. Die mechanische Atemnot. Wie wir weiter oben gesehen haben, dass bei Arteriosklerose sowohl kongestive Katarrhe der Atmungsorgane, als auch Stauungskatarrhe auftreten, finden wir ein kongestives Asthma, entstanden durch aktive Blutüberfüllung der Lungen, besondern in früheren Stadien, als auch ein passives, eine durch Herzschwäche hervorgerufene Stauung in den Lungen und Lungencapillaren, das Lungenemphysem, das eine der Herz-, Nieren- und Hirnsklerose analoge Lungensklerose darstellt und so oft die Arteriosklerose kompliziert, die Leistungsfähigkeit der Lungen vermindert und so zur Entstehung der Atemnot beiträgt.

Meist finden wir dabei in den tieferen Teilen der Lungen Rasseln, aber nicht als ein Symptom der Bronchitis, sondern als Symptom einer schon eingetretenen Stauung, hervorgegangen durch die Herzschwäche. Derartige Störungen treten oft schon in früheren Stadien der Arteriosklerose auf, in den späteren Stadien aber, wenn sich Herzerweiterung und relative Untüchtigkeit schon ausgebildet hat, ist die Ursache der Atemnot immer eine verminderte Leistungsfähigkeit des Herzens. Die bei Anstrengungen auftretende Atemnot ist immer ein Zeichen der Erkrankung des Herzmuskels. Befindet sich der Patient in Ruhe, so kann das Herz den Kreislauf vollständig besorgen, wobei er keine Unannehmlichkeit empfindet und gar nicht glaubt, dass sein Herz nicht in Ordnung ist. Sobald er aber eine Anstrengung macht, wodurch grössere Anforderungen an das Herz gestellt werden, tritt eine leichte Herzuntüchtigkeit mit begleitender Atemnot ein, die bei Ruhe wieder verschwindet. Auch Leyden*) und Fränckel betonen, dass das Herzasthma durch eine plötzlich eintretende Schwäche des linken Herzens bedingt. In vorgeschrittenen Fällen ist das Herzasthma mit mehr oder weniger ausgebreitetem Lungenödem verbunden.

Was die Theorie über die Entstehung der Atemnot anbelangt, so wurde nach den älteren Autoren (Fränckel)**) angenommen, dass durch die verlangsamte Blutströmung in den Lungencapillaren und das durch deren Ausdehnung verminderte Volumen der Lungenbläschen der Sauerstoffgehalt des Bluts herabgesetzt und die Kohlensäure vermehrt werde. Hierdurch wird das Atmungscentrum angeregt und eine starke Respirationsbewegung hervorgerufen.

Eine andere Ansicht ist die, dass durch die Stauungen der Lungencapillaren und Venen eine Ausdehnung, eine Art von Erection oder Starre (Lungenstarre) hervorgerufen wird (von Basch)***), weshalb die Atemmuskeln kräftiger als sonst arbeiten müssen. Diese pathologische Atemnot entspricht ihrem Mechanismus nach ganz der physiologischen Atemnot bei grossen An-

---

*) Leyden, Zeitschrift für klin. Medicin. Band VII, 561.
**) Fränckel, Berliner klin. Wochenschrift 1888, S. 289, 315.
***) von Basch, Klinische Zeit- und Streitfragen, Band I, Heft 3 und 4.

strengungen, nur dass im ersteren Falle die Atemnot auch bei den schwächsten Anstrengungen oder auch ohne diese auftritt. Diese Annahme wurde namentlich durch Zerner*) bestätigt, der durch Versuche an gesunden und kranken Menschen gezeigt hat, dass die durch körperliche Anstrengung hervorgerufene Atemnot unter den Symptomen von Lungenschwellung und Lungenstarre sich entwickelt.

Wie schon bemerkt, entwickelt sich bei Arteriosklerose schliesslich fast immer eine mehr oder weniger starke L u n g e n b l ä h u n g und zwar hauptsächlich bei solchen, welche ihre Muskelkraft sehr in Anspruch nehmen mussten. Sie geht meist Hand in Hand mit den Erscheinungen am Herzen und es bildet sich meist schon ein mässiger Grad von Lungenblähung, von Emphysem, aus, bevor die ersten Anzeichen der Ausgleichsstörungen am Herzen bei grösseren Anforderungen auftreten oder dauernd sichtbar werden. Allerdings kommt es auch vor, dass sich beim Bestehen eines Emphysems offenbare Erscheinungen am Cirkulationsapparat nicht nachweisen lassen, weil durch die Lungenblähung an sich die aus der Vergrösserung der Herzhöhle und den Veränderungen des Spitzenstosses sich ergebenden Zeichen der Vergrösserung und Erweiterung verdeckt werden. Diese Lungenblähung ist selbstverständlich nur eine kompensatorische Funktionsleistung, indem im Organ aus der Steigerung der Reize in einer bestimmten Organgruppe ein grösseres Bedürfniss nach Sauerstoff entsteht, das durch tiefere Atmung gedeckt werden muss. Rosenbach glaubt überhaupt, dass die allermeisten Emphyseme auf dieser Grundlage entstanden sind, dass die Lungen, um der gesteigerten Arbeit des stärker gereizten, also eines grösseren Sauerstoffquantums bedürfenden Protoplasmas gerecht zu werden, mehr arbeiten und dem entsprechend sich aufblähen müssen. Dass der Nachweis der Vergrösserung des Herzens, sowie der Nachweis der veränderten Resistenz des Spitzenstosses und der Verstärkung des 2. Aortentons erschwert oder oft unmög-

---

*) Zerner, Zeitschrift für klin. Medizin 1895. Band 25. S. 529.

lich gemacht wird, liegt, wie schon bemerkt, gerade an dem hohen Grad der Lungenblähung, so dass es leider oft nicht möglich ist, die eigentliche wahre Ursache des Emphysems festzustellen.

In solchen Fällen müssen wir unsere Diagnose eben auf andere Punkte stützen. Einmal auf die Vorgeschichte, welche keinen Anhaltspunkt für das Entstehen eines angeborenen oder erworbenen Emphysems giebt, ferner auf die eigentümlichen Atemnotanfälle, die abnorme Fülle und Spannung des Pulses und namentlich auch das krankhafte Aussehen des Patienten.

Wir müssen also beim Auftreten eines Emphysems, namentlich wenn keine langwierigen Bronchialkatarrhe vorausgegangen sind, immer daran denken, dass dieses ein Symptom der Arteriosklerose sein kann, ja meist sein muss. Die Vergrösserung beider Herzkammern besteht ja, wie Rosenbach treffend nachgewiesen hat, schon vor der Entstehung des typischen Emphysems, das sich ja erst als Folge der atonischen Entartung des Gewebes bei dauernder grösserer Inanspruchnahme der Lungen und im Anschluss an die als vermehrte Lungenvolumen bezeichnete kompensatorische Lungenblähung auftritt. Somit kann das Emphysem nicht die Ursache für die supponierte Cirkulationsstörung in der Lunge und die Vorbedingung der Vergrösserung des Herzens sein.

Allerdings finden sich auch Fälle, denen beide Symptomreihen am Herzen und an der Lunge als Produkte eines und desselben Reizes sich ausbilden. Der Vorgang ist hierbei folgender: der Ausfall von lokaler, mechanischer Reizung im Protoplasma, im Gewebe, hat eine Vergrösserung des linken Herzens zur Folge; diese genügt aber nicht allein zur vollen Ausgleichsreizung für den stärker arbeitenden Organismus, der dadurch einen grossen Bedarf von Spannkraftmaterial und Energie hat, es muss das Blut nicht nur stärker, sondern auch in grösserem Quantum in die notleidenden und blutbedürftigen Distrikte gesandt werden, das Schlagvolumen des linken Herzens, das Quantum, was auf einmal in den Kreislauf geworfen wird, muss also vermehrt werden, wodurch eine Erweiterung des linken Herzens zum Ausdruck kommt. Braucht der linke Ventricel mehr Blut, so muss natürlich auch der rechte seine Leistung entsprechend vermehren, und da die vermehrte Blutmenge zu ihrer Verarbeitung auch eines vermehrten und in der Lunge intensiver arbeitenden Sauerstoffquantums bedarf, so erfolgt vor allem jene Verstärkung der Thätigkeit, die sich als intensivere, als vertiefte, nicht als beschleunigte Atmung kundgiebt.

Die Folge dieser dauernden Verstärkung der Lungenthätigkeit ist die Vergrösserung der respiratorischen Exkursion, schliesslich die Lungenblähung, das Ausgleichsemphysem. Rosenbach ist es gewesen, der diese geistreiche Theorie zuerst angedeutet hat.

Die akute Kongestion zur Bronchialschleimhaut und zur Lunge (kongestiver Bronchialkatarrh und kongestives Lungenödem) und der Katarrh und das Lungenödem durch Stauungen ist schon weiter oben besprochen. Andere Folgen der Ausgleichsstörung, Wasseransammlung, zwischen den Pleuren, Infarktbildung etc. kommen zwar häufig bei der Sklerose der Gefässe vor, doch will ich auf dieselben hier nicht näher eingehen.

Es bleibt mir hier noch übrig, über das bei Arteriosklerose so häufig von Störungen des Unterleibs ausgehende Asthma, über das Asthma abdominale zu sprechen.

Infolge gestörter Cirkulation in den Unterleibsorganen durch mangelnde Triebkraft des Herzens, und infolge mangelhafter Arbeit des Protoplasmas der Organe treten schon ziemlich frühzeitig Störungen in den Funktionen der Unterleibsorgane auf. Die Leber schwillt an, der Darm macht eine Reihe von Beschwerden, Völle in der Magengegend, Sodbrennen, Heisshunger, Blähsucht und Verstopfung. Die Blähsucht speziell ist schwer zu beseitigen trotz der strengen Diät, weil sie eben von einer Stauung in den Darmvenen herrührt. Diese Störungen im Unterleib veranlassen in verschiedener Weise Atembeschwerden.

Einmal treiben die aufgeblähten Därme das Zwerchfell in die Höhe und beschränken so mechanisch die Atmung; ferner ist oft die Blutüberfüllung im Unterleib Ursache einer Blutarmut in Lunge und Gehirn, die eine stärkere Bethätigung der Atmung erfordert. Auch reflektorisch wird die Atmung beeinflusst durch die veränderten Kreislaufverhältnisse, und zweifellos erregen auch wohl gewisse im Uebermass gebildete Verdauungsprodukte, die eine energische Verdauungsarbeit brauchen, die Atmungscentren in besonderem Masse.

Alle diese Störungen rufen, namentlich nach Mahlzeiten oder nachts im Bett bei Rückenlage, Angstgefühl und Atemnot hervor. Häufig ist auch die Magengegend, der Schwertfortsatz des Brustbeins und die Rippengegend so empfindlich, dass schon ihre Berührung Angst- und Schmerzgefühl hervorruft. Am häufigsten tritt das Asthma auf infolge von Blähungen, die im Dickdarm sich bilden; es bessert sich durch Abgang derselben, woraus sich ergiebt, dass dieses Asthma, wie oft angenommen, nicht nur nervös ist, sondern von einer wirklichen Ursache abhängig ist.

Diese Erscheinungen treten im Beginn der Erkrankung meist nur anfallsweise, oft nur nach grösseren Mahlzeiten oder nach Aufnahme von alkoholischen Getränken, nach übermässigem Rauchen, oder nach längerer geistiger Thätigkeit, bei sitzender Lebensweise, auch nach Gemütsbewegungen und in grösseren Zwischenräumen auf. Kämpft man nicht dagegen an durch vermehrte Thätigkeit des Muskelapparats des Unterleibs, durch gymnastische Bewegungen, durch tiefe Atmung, durch Entlastung des Unterleibs, durch Regelung des Stuhlgangs, durch veränderte Zufuhr von Speisen, durch Entsagung grösserer Quantitäten Alkohol und Nikotin, um so häufiger treten dann solche Anfälle, die Zeugen der Untüchtigkeit der Unterleibsorgane bezw. Gefässe, auf, die sich durch Verdauungsstörungen, Blähsucht, Blutüberfüllung des Unterleibs und dann auch wieder des Kopfes, starkes Bedürfnis zu schwitzen und dann wieder durch Atemnot äussern. Bei zweckmässigem Verhalten treten die Störungen wohl oft für längere Zeit zurück, schliesslich führen sie aber fast doch immer zu dauernden Störungen im Pfortadergebiet und im Gesamtgefässgebiet (cfr. Aetiologie, Lebensweise). Durch Nachlass der Thätigkeit der Unterleibsorgane (grosse Drüsen, Leber, Drüsen des Darms) wird schliesslich das Nahrungsquantum nicht mehr ausgenützt. Da festere Verbindungen nicht mehr verarbeitet werden können, so findet natürlich auch gleichzeitig eine mechanische Belastung der Darmmuskeln statt, da gleichzeitig mit der mangelhaften Ausnützung durch die Darmdrüsenschleimhaut auch die Fortschaffung des Speisebreis verlangsamt wird. Je mehr die Untüchtigkeit in diesen Unterleibsorganen zunimmt, um so mehr werden dann auch die Triebkräfte der Gefässe in Anspruch genommen sowohl im Unterleib als schliesslich im ganzen Gefässapparat, während die lokalen Erscheinungen der gestörten Kreislaufthätigkeit alsbald in Erweiterung der Venen sich zeigen. Die Arterien, an deren Wände hierdurch eine allzustarke Arbeitsanforderung gestellt wird (Erhöhung der Widerstände im Gefässgebiet), erleiden schliesslich eine Wandverdickung. Wenn nicht auf natürlichem Wege, durch Abgang von Blut aus dem Darm, Ableitung geschafft wird, so steigern sich schliesslich die Widerstände und dadurch die Anforderungen an die Triebkräfte der Gefässe so sehr, dass zu ihrer Beseitigung, wie schon bemerkt, die Mitwirkung des Gesamtkreislaufs in Anspruch genommen wird.

Ein weiteres sehr bezeichnendes Symptom der Arteriosklerose ist der Kopfschmerz, welcher schon sehr früh sich zeigt und teils als Migräne, als ein- oder doppelseitige Neuralgie, als Kopfdruck, Scheitelschmerz oder dumpfe Eingenommenheit bezeichnet wird. Viele Kranken klagen über Flimmern vor den Augen, über ofte Verdunkelungen des Gesichtsfeldes, über alle möglichen Ohrgeräusche (Sausen, Klingen), oft schwillt plötzlich die Nasenschleimhaut auf, verbunden mit einem reichlichen wässerigen Sekret.

Bei diesen Kopfschmerzen klagen die meisten über starke Hitze im Gesicht und über der Stirn, über klopfende und über pulsierende Geräusche im Kopf, das Gesicht ist meist gerötet, die Pupillen etwas verändert.

Erbrechen, wie bei der eigentlichen Migräne, kommt äusserst selten vor, dagegen gewöhnlich ein Gefühl von Uebelkeit und grosser Müdigkeit, Unfähigkeit zu jeder körperlichen und geistigen Arbeit. Besonderrs viel wird über Schwindel geklagt, und oft und stark auftretender Schwindel ist meist ein Zeichen, dass Arteriosklerose den Anfang genommen hat. Es ist zuweilen schwer, diese Erscheinungen von Neurasthenie zu trennen, was ja wegen der Behandlung von grossem Wert wäre; in vielen Fällen ist es geradezu unmöglich, zu bestimmen, ob noch Neurasthenie oder schon Arteriosklerose; wie schon bemerkt, neigen solche, die in ihrer Jugend an schwerer Neurasthenie gelitten haben, mit zunehmenden Jahren auffallend früh zu schweren Erscheinungen der Arteriosklerose.

Ich komme nun zu dem wohl wichtigsten Symptom der Arteriosklerose, zur **Steigerung des „arteriellen Drucks"**, das wichtigste Zeichen beginnender Sklerose. „Im Gefässsystem", sagt Rosenbach, „ist die sogenannte Druckerhöhung (Erhöhung der Triebkraft) im Aortensystem, welche gekennzeichnet ist durch die stärkere Spannung des Pulses, d. h. eine grössere kinetische Valens (Wucht) der Welle und stärkeren Tonus der Wand, derbes Gefüge der Schichten und eine Verstärkung des 2. Aortentons. Diese Verstärkung der akustisch wirksamen Faktoren des 2. Tones kann so zunehmen, dass sie zu fühlbarer Erschütterung der Brustwand führt und sich als distingtes, diastolisches Klopfen bemerkbar macht, und dass der 2. Ton weithin über die Brustwand und bis in die Hals- und Schenkelarterien hin fortgeleitet wird."

Mit Recht scheint mir Rosenbach dieses Symptom in erster Linie zu erwähnen, da es das am meisten konstante und wohl früheste Zeichen der schleichenden Krankheit darstellt. Man kann ja wohl, streng genommen, nicht von Arteriosklerose in anatomischem Sinne sprechen, bevor sich nachweisbare Veränderungen in der Gefässwand vorfinden; der praktische Arzt darf aber nicht mit Diagnose und Behandlung warten, bis die Krankheit ihre volle Ausbildung erreicht hat. Je frühzeitiger er eingreifen kann, einen um so grösseren Nutzen kann er seinem Patienten bringen und ausserdem muss man dessen stets gewärtig sein, dass, selbst wenn die der Palpation zugänglichen Arterien noch unverändert sind, sklerotische Veränderungen schon in den inneren Organen entsanden sein können. Dies ist auch von neueren Autoren konstatiert worden. Basch spricht von einer latenten Arteriosklerose*) und in einer späteren Arbeit von Angiorrhigosis**), unter welchem Namen er denjenigen krankhaften Zustand bezeichnet, der sozusagen der allgemeinen Sklerose vorausgeht. Das Wesentliche ist hier die hohe Spannung in den Arterien; wenn dieselbe konstant ist, muss man annehmen, dass sich bereits Veränderungen in den feineren Arterien und Capillaren eines so grossen Gefässgebiets vorfinden, dass hierdurch ein mehr oder minder bedeutender Widerstand entsteht und die Drucksteigerung verursacht wird. Wenn diese hohe Spannung vorübergehend ist, kann man sich als deren Ursache einen spastischen Zustand in den feineren Gefässen denken.

In der That kann man oft deutlich beobachten, dass die Höhe dieser Spannung ganz wesentlich schwanken kann, und dass zuweilen in kurzen Intervallen, in Stunden oder Tagen, die Zeichen des erhöhten Drucks, der erhöhten Gefässspannung, wie vermehrter Resistenz der Arterien und der charakteristische Ton an den Hauptschlagadern zu- oder abnehmen kann. Oefters fand ich ganz gegen Erwarten wieder normale Thätigkeit eintreten, wenn ich schon auf das schlimmste gefasst gewesen war und längere oder kürzere Zeit anhalten. Das beweist, dass bei diesen ersten Symptomen es sich noch nicht um beträchtliche Gewebsveränderungen, sondern zunächst um eine funktionelle Veränderung der Kreislaufverhältnisse handelt, aus der erst später, oft erst nach Jahren, unter ungünstigen Verhältnissen aber oft nur zu bald, dauernde Veränderungen am Herzen und an der Gefässwand sich entwickeln. Dann allerdings sind diese Symptome dauernd und zeigen keine Schwankungen mehr. Diese Ver-

---

*) v. Basch, Wiener med. Presse 1893. Nr. 20 30.
**) v. Basch, Wiener med. Presse 1896. S. 210, 254, 290, 315, 351.

stärkung des 2. Aortentons bedeutet also eine vermehrte und durch die Bildung stärkerer Wellen im Aortensystem besonders gekennzeichnete Leistung des ganzen Kreislaufs, die aber Folge der verstärkten Arbeit im Protoplasmagebiet ist. Das Herz erhält stärkere Reize, zieht sich schneller zusammen und erregt darum bei bestimmten Verhältnissen des Wandtons der Gefässe eine besondere Form wuchtiger Wellen, die die Resistenz des Pulses und die Verstärkung des 2. Aortentons bedingen.

In beiden Fällen, wenn die Druckerhöhung dauernd oder schwankend ist, können viele Symptome von seiten des Herzens, der Nieren, des Gehirns und des ganzen Nervensystems erscheinen, und wenn ich Gelegenheit hatte, den Patienten zu verfolgen, so beobachtete ich doch im allgemeinen früher oder später solche Symptome, welche zeigten, dass wirklich sklerotische Veränderungen eingetreten waren.

Die Drucksteigerung ist also in erster Linie ein Warnungssymptom, es ist aber in zweiter Linie ein Symptom, welches längere Zeit fortdauert, wenn schon leicht nachweisbare Veränderungen in den peripheren Arterien eingetreten sind, und bedeutende Symptome von seiten innerer Organe auch dem oberflächlichen Beobachter das ernste Leiden des Patienten vor Augen führen. Ja diese Drucksteigerung hält an, bis Herzschwäche, Herzuntüchtigkeit und Stauungssymptome sich eingestellt haben. Daraus können wir entnehmen, wie überaus wichtig es ist, die Steigerung des arteriellen Drucks festzustellen und wir müssen den Bemühungen der Kliniker, um die Drucksteigerung nachzuweisen, alle Hochachtung entgegenbringen, auch wenn sie noch nicht zu solch exakten Resultaten geführt haben, wie sie die experimentelle Physiologie aufzuweisen imstande ist.

Dieser vermehrte Druck kann durch verschiedene Methoden festgestellt werden. Einmal durch die Auskultation des Herzens.

Eines der besten Zeichen des vermehrten Drucks ist, wie schon erwähnt, die Verstärkung des 2. Tons an der Herzbasis; ist der arterielle Druck in den Körperarterien erhöht, so ist auch der 2. Aortenton erhöht; ist die Druckvermehrung in der Pulmonalarterie, so ist der 2. Pulmonalton verstärkt. Dies ist wirklich eines der frühesten Symptome der Arteriosklerose.

Im allgemeinen ist es unschwer, dieses Symptom nachzuweisen. Der akustische Eindruck ist so vollkommen, dass wer diesen Ton einmal richtig gehört hat, ihn nicht leicht mehr verwechseln kann. Die Vergleichung des Aortentons mit dem Pulmonalton erleichtert die Prüfung ganz bedeutend, da es nur sehr selten vorkommt, dass neben dem Aortenton auch der Pulmonalton aus einer anderen Ursache, z. B. durch das Bestehen eines Emphysems erhöht ist. Aber auch dann ist es nicht schwer, die verstärkte Accentuierung des Aortentons herauszufinden.

Die Aortentöne werden, wie bekannt, zwischen der 2. und 3. Rippe, nahe dem rechten Brustbeinrand oder etwas tiefer über dem dritten Rippenknorpel am besten gehört. Innerhalb dieses Gebiets wird natürlich die Verschärfung des Tons am deutlichsten wahrgenommen; die betreffende Erscheinung wird aber fast über der ganzen Herzgegend mit der grössten Leichtigkeit beobachtet; besonders ist das zu erwähnen, dass die Verstärkung des 2. Aortentons über den ganzen Halsgefässen oft sehr deutlich gehört wird, ja sogar auf der Rückseite des Brustkastens ist es gar nicht ungewöhnlich, dieses Zeichen nachweisen zu können. Es ist mir aufgefallen, dass die meisten Patienten, die ich wegen Verdachts auf Arteriosklerose untersuchte und bei denen ich das Hörrohr an der genannten Stelle ansetzte, mir ganz erstaunt erklärten, an dieser Stelle sei ihr Herz noch nie untersucht worden. Wenn ich ihnen dann den wirklichen Thatbestand auseinandersetzte und nachdem ich dieses deutliche Symptom der beginnenden Arteriosklerose konstatiert hatte, auch einige Befürchtungen mit einflocht, dass bei nicht passendem Verhalten und bei ungenügender Schonung eventuell mit der Zeit eine Veränderung der Gefässe sich einstellen werde (den erschreckenden Ausdruck Arteriosklerose gebrauche ich den Patienten gegenüber grundsätzlich nicht), gehen sie meist verdutzt von dannen, lassen sich von anderen Aerzten wieder beruhigen, die in Unkenntnis der Verhältnisse einfach von einer Nervosität des Herzens sprachen oder es auch für ganz gesund befanden. Nach Jahr und Tag, als die von mir mit Bestimmtheit vorausgesagten dauernden und das Leben ungemein vergällenden Erscheinungen eintraten, kamen manche wieder, aber leider waren dann bei vielen die Veränderungen schon so weit vorgeschritten, dass die Therapie, die sie auf Jahre hinaus hätte verzögern können, machtlos blieb. Es war mir wirklich aufgefallen, bei wie vielen Patienten trotz häufigen Untersuchungen andererseits dieses erste, so wichtige und doch so leicht nachweisbare Symptom der beginnenden Arteriosklerose unbekannt geblieben war.

Ich habe bei häufigen Untersuchungen die Beobachtung gemacht, dass während die grösste Hörbarkeit der Herztöne, speziell der Aortentöne, vom Rücken aus für die verschiedenen Altersklassen in verschiedener Höhe stattfindet, bei der Arteriosklerose und zwar schon im Beginn derselben, die Rückentöne, speziell das Dröhnen der Aorta, am besten und lautesten auf einer Rinne gehört werden, die die untere Seite des linken Schulterblattes mit dem Dornfortsatz des 7. Brustwirbels verbindet. Mit der Altersrückbildung des Brustkorbs rückt der Ort der besten Hörbarkeit der Herztöne allmählich bis zum unteren Teil des Schulterblatts herab. Doch findet sich das laute Dröhnen der Aortentöne nur bei Arterienverkalkung auf obiger Linie am besten ausgeprägt, auch schon bei jugendlichen Individuen.

Die Verstärkung des 2. Aortentons besteht in einer Verstärkung seiner Intensität, welche sehr wechseln kann, zuweilen ist sie so stark, dass man bei der Auskultation fast eine schmerzhafte Empfindung bekommt. Ausser der Verstärkung wird öfter auch eine wirkliche Veränderung in der Qualität des Tones angenommen, er wird klingend und bekommt eine metallische Klangfarbe. Diese steht ohne Zweifel mit Strukturveränderungen in den Aortenklappen und der Aortenwand im Zusammenhang, deshalb wird dieses Geräusch meist dann gehört, wenn Aortenerweiterung zugegen ist. Die Aortenerweiterung fällt meist mit Veränderungen in der Innenseite der Aorta zusammen, womit sehr häufig auch Klappengewebsveränderungen verbunden sind. Hieraus folgt, dass das Klingen des 2. Aortentons und Aortenerweiterung sehr oft zusammenfallen müssen; ob aber der Metallton mit der Erweiterung in irgend welchem notwendigen Zusammenhang steht, kann nicht entschieden werden.

Dieser vermehrte Druck kann weiterhin festgestellt werden durch die Palpation des Pulses, welche ich noch über die direkte Bestimmung durch die verschiedenen Pulsmesser stelle. Ein erfahrener Arzt wird in vielen Fällen durch die Palpation des Pulses eine beginnende Sklerose nachweisen können. Der Puls ist bei der ausgesprochenen Arteriosklerose hart und lässt sich nur sehr schwer zusammendrücken; hierbei kann man leicht die Härte der Wandung selbst von der Spannung innerhalb des Gefässes unterscheiden; bestimmte Zahlen können hier nicht angegeben werden, doch liegen bei einiger Uebung keine Schwierigkeiten vor, in dieser Weise eine nicht zu geringe Steigerung des Blutdrucks zu erkennen.

Ich halte, wie gesagt, auf das direkte Befühlen des Pulses weit mehr als auf die Anwendung der verschiedenen Pulsdruckmesser, der Shpygmomanometer. Es sind eine Reihe solcher Instrumente erfunden worden, immer wurde das Neuste als das Beste auf den Schild gehoben, bis wieder ein anderer kam und die grossen Fehler des letzten blosslegte und dafür seinen eignen empfahl. Es würde zu weit führen, alle diese Apparate auzuführen (von Basch, Potain Zadeck, Tigerstedt, Euren u. a.). Selbst Edgren, der die neuesten Apparate bei seinen Arteriosklerotikern benützt, giebt zu, dass viele Irrtümer dabei unterlaufen seien. Eher kommen noch in Betracht die Sphygmographen. Doch sind es nur ganz ausgeprägte Fälle von Pulskurven, welche die Entscheidung gestatten, ob ein gerade vorhandener Blutdruck erhöht oder vermindert ist. Einige charakteristische Pulskurven vermochte ich auch zu gewinnen, indessen waren die meisten nicht so bestimmt, dass man auf die stattfindende arterielle Drucksteigerung hätte bestimmte Schlussfolgerungen ziehen können. Die Schwierigkeit wächst, je mehr atheromatöse Veränderungen in den Arterien sich ausgebildet haben. Uebrigens ist die Benützung der Sphygmographen nicht so leicht, eine grössere Uebung ist dringend notwendig, auch sind viele der benützten Sphygmographen nicht sehr zuverlässig. Doch kann man wohl sagen, dass ein guter Sphygmograph in der Hand eines geübten Beobachters sehr wertvolle Aufschlüsse schon während den frühesten Stadien der beginnenden Arteriosklerose geben kann und die Sphygmographie ist deshalb immerhin als eine wertvolle Untersuchungsmethode zu empfehlen.

Wir kommen jetzt zu einem weiteren Symptom der Arteriosklerose, zur Veränderung des Harns. Die Harnmenge ist in vielen Fällen vermehrt; leider bekommen wir darüber selten genaue Angaben, weil die wenigsten Patienten in dieser Beziehung genaue Bestimmungen bei sich vornehmen. Hat sich die Sklerose besonders in den Nieren lokalisiert, so bekommen wir ausgeprägte Polyurie, Ausscheiden von viel Urin, nebst anderen Veränderungen des Harns, besonders hyalinen Cylindern, die wir als charakteristisch für die sogen. Schrumpfniere ansehen. Meist müssen solche Kranke mehrmals nachts aufstehen und grosse Quantitäten Urin lassen. Später aber, wenn Herzuntüchtigkeit mit Oedem und Wassersucht eingetreten ist, sind die Verhältnisse ganz andere und haben wir es da meist mit einer hochgradigen Zurückhaltung des Wassers zu thun.

Die Eiweissausscheidung (Albuminurie) ist ein frühzeitiges und in den ersten Stadien der Krankheit sehr oft vorkommendes Symptom. In diesen Stadien ist der Eiweissgehalt oft so gering, dass sein Nachweis nach den gewöhnlichen Methoden gewöhnlich nicht gelingt, sondern nur durch scharfe Methoden, wie Ferrocyankalium, Essigsäure gestellt werden kann. Auch die geringe auf diesem Wege nachgewiesene Menge Eiweiss ist von Bedeutung. Meist findet man im Beginn nicht an allen Tagen Eiweiss; zuweilen findet man Eiweiss nicht, doch ist ein positives Resultat immer von grosser Bedeutung, besonders bei Individuen von höherem und mittlerem Alter, die hier in Betracht kommen. Bei diesen hat eine, wenn auch nicht konstant auftretende Albuminurie eine viel grössere Bedeutung, als wenn sie bei jüngeren Individuen auftritt, bei denen die cyklische oder transitorische, d. h. vorübergehende Eiweissausscheidung häufig ohne schlimme Prognose vorkommt. Später, wenn die arteriosklerotischen Veränderungen weiter vorgeschritten sind, und besonders wenn die Nieren in bedeutendem Grade mitergriffen sind, ist die Eiweissausscheidung konstant, auch der Eiweissgehalt grösser. Jahrelang findet man fortgesetzt Eiweiss, bald mehr bald weniger, 0,5 bis 1 bis 2 pro mille. Bei zunehmender Herzschwäche in vorgerückten Fällen wird die Eiweissausscheidung immer bedeutender, doch ist das absolute Quantum nicht vermehrt, weil die Urinabsonderung bedeutend zurückgeht. Werden durch entsprechende Behandlung die Stauungserscheinungen beseitigt, so nimmt das Eiweiss wieder ab. Eiweissmengen, wie bei der chronischen Brightschen Krankheit findet man allerdings selten.

Das konstante Auftreten von Eiweiss im Urin — in Spuren oder reichlicher — ist also als wichtiges Symptom nachlassender allgemeiner Gewebsthätigkeit zu bezeichnen, namentlich wenn die Urinmenge bedeutend vermehrt ist, eine Eiweissausscheidung durch Stauung also ausgeschlossen werden kann. Diese Eiweissausscheidung kommt daher, weil durch eine Untüchtigkeit der Gewebe oder des Bluts die Verarbeitung der Eiweissstoffe gestört ist. Die Niere wird in diesem Fall für die ausscheidungsüberflüssigen Bestandteile des Stoffwechsels sehr in Anspruch genommen, weil sie entweder in überreicher Menge zugeführt werden oder wegen der Schwäche der die Eiweissstoffe verarbeitenden Apparate selbst in normaler Weise zugeführt, nicht entsprechend verarbeitet werden können. Die Eiweissausscheidung ist also in allen diesen Fällen nicht der Ausdruck einer entstehenden oder primären Schwächung der Niere, sondern der Ausdruck einer starken, sogar stärksten Leistung derselben, die das im Körper nicht verarbeitete, im Blut nicht gebundene und von Organen nicht gebrauchte, nicht angezogene, nicht assimilirte und verarbeitete Eiweiss aus dem Körper nach Bedarf hinausschafft.

Diese Eiweissausscheidung ist nach Rosenbach „analog der verstärkten Ausscheidung der Nasen- und Bronchialschleimhaut, von der ich schon oben gesprochen habe, durch die grosse unverwertbaren Mengen von Wasser und oft auch andere Substanzen dem Blut entzogen werden, und sie ist die Folge einer durch stärkste Reize bewirkten Steigerung der Arbeit des Organs, aber nicht etwa der Ausdruck einer abnormen Durchlässigkeit der entzündeten und funktionsunfähigen Gefässwand."

Im Anfang der Arteriosklerose tritt deshalb die Eiweissausscheidung nur anfallsweise auf, meist verbunden mit Benommenheit des Kopfes, Kopfschmerz und Atemnot. Es ist deshalb von grossem Wert, bei Leuten, die unter dem Verdachte der Arteriosklerose stehen, gerade bei solchen Erscheinungen sofort den Urin zu untersuchen. Befindet sich der Patient wieder besser, so findet man meist kein Eiweiss.

Geformte Bestandteile findet man im Urin im ersten Stadium selten, zuweilen im centrifugierten Urin spärlichen Bodensatz, einige hyaline, zuweilen auch gekörnte Cylinder, wenige weisse Blutkörperchen und Epithelzellen; später wird der Bodensatz reichlicher, die erwähnten Bestandteile nehmen oft bedeutend zu, auch Nierenblutungen stellen sich zuweilen, wenn auch ziemlich selten, ein.

Zucker findet sich selten bei Arteriosklerose, nur wenn, was allerdings häufig vorkommt, Diabetes mit Arteriosklerose sich kombiniert. Umgekehrt aber kann man sagen, dass die meisten Diabetiker schliesslich Arteriosklerotiker werden.

Symptome von seiten des Nervensystems.

Wie schon erwähnt, sind die Anfangsstadien der Arteriosklerose von der Neurasthenie schwer und oft gar nicht zu unterscheiden. Auch haben wir gehört, dass die Arteriosklerose häufig bei nervösen Personen auftritt und besonders bei solchen, die hereditär belastet sind, die also nervös veranlagten Familien angehören; auch dass man psychische Anstrengungen aller Art, die unruhige, aufregende Lebensweise der modernen Civilisation als häufige Ursache der Arteriosklerose betrachten muss, habe ich schon weiter oben bei der Ursache der Arteriosklerose hervorgehoben. Solche nervöse Erscheinungen, wie wir sie bei der Neurasthenie finden, begleiten namentlich das Entwickelungsstadium der Arteriosklerose; später aber, wenn Symptome von seiten des Gehirns und des Rückenmarks dazu kommen, treten schärfer lokalisierte nervöse Symptome auf, welche bei vielen Fällen ihr Gepräge der Krankheit aufdrücken und manchmal den Lauf der Krankheit beschliessen. Besonders häufig klagen die Kranken über Schmerzen, die meist für rheumatisch gehalten und auch als solche behandelt werden und auch oft gemeinschaftlich mit solchen auftreten. Mehr nervöser Art sind besonders Kopfschmerzen, meist bezeichnet als diffuse, bald nach dem Hinterkopf, bald nach der Scheitel- oder Hirngegend verlegte, dumpf drückende Schmerzen, unregelmässig sowohl in Bezug auf Zeit und Ort als auf den Verlauf. Schmerzen in der Herzgegend, Magengegend, im Rücken und besonders in den Armen, sind schon in den früheren Stadien der Arteriosklerose ziemlich häufig. Auch in den unteren Extremitäten werden Schmerzen mit Lokalisation links der Nervenstämme oftmals erwähnt.

Bemerkenswert sind gewisse Schmerzen in den Wirbelgelenken, an Arm- und Beinnerven, die entweder vom Druck der arteriosklerotisch veränderten, starren und oft bedeutend erweiterten Gefässen oder von der Erschütterung der Wirbelsäule durch das Klopfen der erweiterten und harten Aorta herrühren (die Sektion hat manchmal diese Ursache ergeben). Die Beschwerden der Patienten sind sehr heftig und durch kein Mittel ausser durch starke Narkotika zu bekämpfen. Die Diagnose ist in solchen Fällen sehr schwer, da eine Reihe von Krankheiten in Betracht kommen kann, so Geschwülste der Wirbelsäule, arteriosklerotische Prozesse an den Wirbelgelenken, Hirnhaut- und Rückenmarkshautentzündung, Nervenentzündungen u. s. w. Da positive Anhaltspunkte für die arteriosklerotische Natur selten vorhanden sein dürften, wird man zu einem einigermassen sicheren Schluss nur durch sorgfältiges Abwägen und auf dem nicht gerade sicheren Weg des Ausschliessens kommen können.

Zuweilen hören nach kürzerer oder längerer Zeit die Schmerzen auf, wenn eine temporäre Angewöhnung für den Druck oder die Veränderung des Blutzuflusses aufgetreten ist, was eine Verminderung, zuweilen sogar völliges Aufhören der Schmerzen zur Folge haben kann. Dadurch wird man oft in der Diagnose der organischen Natur der Läsionen irre, bis eine Wiederholung der Schmerzanfälle die Diagnose sichert.

Auch Nothnagel*) hat hervorgehoben, dass S c h m e r z e n i n d e r H e r z g e g e n d ziemlich häufig vorkommen und dass bei den sklerotischen Erkrankungen der Aortenklappen die schmerzhaften Empfindungen viel häufiger sind als bei den anderen gewöhnlichen Klappenfehlern; auch erwähnt er, dass es Schmerzen giebt, die nur in den Gefässen lokalisiert werden können, so namentlich oft in früheren Stadien der Arteriosklerose Schmerzen in den grossen Gefässen; auch die starken Kopfschmerzen, welche bei manchen Leuten einige Tage vor dem Eintritt eines Schlaganfalls erscheinen, haben wahrscheinlich dieselbe Lokalisation. Schmerzhaftes Zusammenziehen der Arterien finden wir in den Extremitäten als Ueberempfindlichkeit und Schmerz geschildert, auch in den Gedärmen treten häufig kolikartige Schmerzen auf, die offenbar nur von den Gefässen herkommen.

V a s o m o t o r i s c h e S t ö r u n g e n, wie Einschlafen der Glieder, Ameisenkriechen, abwechselnde Blutarmut und Blutüberfüllung im Gesicht und in den peripheren Teilen des Körpers sind nicht selten, in vielen Fällen kommt es auch zu vollständigem Verschluss kleiner Arterien, was den Brand, die Gangrän des abwärts von der Arterie gelagerten Körperteils zur Folge hat.

Von Gehirnerscheinungen werden namentlich Schwindel und Ohrensausen sehr früh erwähnt, wie schon oben hervor-

---

*) Nothnagel, Zeitschrift für klin. Medizin 1891, Band XIX. S. 209.

gehoben. Wahrscheinlich stellen sie in diesem Stadium den Ausdruck des erhöhten arteriellen Drucks ohne materielle Veränderung im Gehirn dar.

Später aber, wenn bereits Verkalkung der Gehirngefässe eingetreten ist und die Ernährung desselben in bedeutendem Grade zu leiden angefangen hat, bekommen die Symptome eine sehr ernste Bedeutung, die Geistesarbeit wird schwächer, schwächt ungemein, muss öfter unterbrochen werden, eine allgemeine geistige Schwäche entwickelt sich, das Gedächtnis nimmt ab und deutlich kommt es zu einer mehr weniger starken Gehirnschwäche (Demenz). Zuweilen treten epileptische und apoplektiforme Anfälle auf und Haliucinationen, und der Zustand streift oft hart an eine wirkliche Geisteskrankheit. In vielen Fällen finden sich bestimmte Herd-Symptome, welche auf eine Zerstörung grösserer oder kleinerer Gebiete der Hirnsubstanz hinweisen. Die Ursache der Zerstörung sind Blutaustritte, Verstopfungen durch Thromben etc. und die Lokalisation der Zerstörung bestimmt in erster Linie das Aussehen des Symptomenbildes.

Auch Störungen von seiten des Rückenmarks finden sich bei Arteriosklerose.

Häufig habe ich beobachtet, dass bei Rückenmarkskranken der Prozess auf die Aortenklappen übergegriffen und dort Geräusche und schwere Störungen der Klappenthätigkeit hervorgerufen hat. Berger*) und Rosenbach waren die ersten, die auf das eigentümliche Zusammentreffen von Aorteninsuffizienz und Tabes hingewiesen haben. In den meisten Fällen ist es mir gelungen, den endarteriitischen Prozess durch mehrmonatliche Behandlung (darüber bei Therapie) zum Heilen zu bringen, dass sowohl die Geräusche als auch die Kreislaufstörungen verschwanden. Letulle**) erwähnt, dass bei zwei Patienten, die zur Sektion kamen und bei denen sich neben den spezifischen anatomischen Erscheinungen der

---

*) Berger und Rosenbach, Berlin. klin. Wochenschrift 1879. S. 412.
**) Letulle, Gazette méd. 1880. S. 504, 518.

Tabes Zeichen der allgemeinen Arteriosklerose, Läsionen der Aortenmündungen und der Mitralklappen zeigten. Zu Lebzeiten hatten sie viel an Anfällen von Herzangst, angina pectoris, gelitten. Letulle nimmt an, dass die Ursache, warum sich die Veränderungen vorzugsweise an den Aortenmündungen lokalisieren, in der Natur dieser Veränderungen gesucht werden müsse.

Bei den meisten meiner Fälle waren die ersten Symptome der Tabes (Crises gastriges, Pupillenstarre, Verlust der Sehnenreflexe) dem Auftreten der Aortengeräusche um 10 bis 14 Jahre vorausgegangen, bei einigen waren aber auch nur wenige Jahre zwischen dem Eintreten der beiderlei Erscheinungen vergangen; es ist deshalb als wahrscheinlich zu bezeichnen, dass in gewissen Fällen die Entwickelung der tabetischen Symptome auf dieselbe Läsion, auf die chronische Endarteriitis, auf die allgemeine Arteriosklerose, zurückzuführen sind.

H. Martin*) hat bei einem Fall von Tabes nachgewiesen, dass sich die Endarteriitis in den Meningealarterien parallel den hinteren Strängen vorfand und zwar die ganze Länge des Rückenmarks hindurch, währernd die feineren Arterien im ganzen übrigen Teil der Rückenmarksperipherie vollkommen gesund waren. Die endarteriitischen oder arteriosklerotischen Prozesse können also die Gefässe des Rückenmarks angreifen und medulläre Symptome veranlassen: die Arteriosklerose stellt aber das vermittelnde Glied zwischen der Aorteninsuffizienz und der Tabes dar.

Symptome von seiten der Verdauungsorgane.

Gastrische Symptome verschiedener Art kommen schon in den ersten Stadien der Arteriosklerose vor. Speziell ist es die nervöse Dyspepsie, die hier eine grosse Rolle spielt. Spannung und Druck unter der Brust, schmerzhafte Sensationen im Magen, Aufstossen von Gasen, Uebelkeit und Er-

---

*) Martin, Revue de med. 1881. S. 369.

brechen kommen häufig vor. Aus diesen Erscheinungen kann natürlich, wenn andere Symptome fehlen, auf eine Arteriosklerose nie geschlossen werden. Anders aber wird es, wenn die Arteriosklerose weiter schreitet, wenn Herzschwäche und Herzinsuffizienz dazu kommen, dann entwickelt sich eine Stauung in den Unterleibsvenen, ähnlich wie wir schon oben von den Bronchien gehört haben. Auch hier tritt Spannung, Druck und Schmerz in der Magengegend, Uebelkeit u. s. w. ein, meist als Vorbote von anderen Stauungserscheinungen, von Anschwellung der Füsse u. s. w. Wird dann durch eine entsprechende Verordnung die Herzthätigkeit gestärkt, so gegen die Stauungen sowohl in den Beinen, als in den Verdauungsorganen zurück. Bei manchen Patienten folgen diese Stauungserscheinungen mit solcher Regelmässigkeit aufeinander, dass sie sofort, wenn die gastrischen Störungen auftreten, wissen, dass wieder eine Herzstörung im Gange ist, und sofort zum Arzt schicken.

Zuweilen werden durch arteriosklerotische Prozesse in den Magengefässen und durch thrombotische Verstopfung eines oder mehrerer Arterienäste M a g e n g e s c h w ü r e entstehen. In einem von mir beobachteten Falle, einem Manne von 62 Jahren, hatte der Patient in den letzten Wochen vor seinem Ableben über starke Magenschmerzen geklagt, die keiner Verordnung weichen wollten. Die Sektion ergab neben allgemeiner Arteriosklerose zwei typische runde Magengeschwüre in der Nähe des Mageneingangs. Bei zwei anderen von mir behandelten Fällen waren plötzlich Magenblutungen eingetreten, die durch die Sektion auch als Magengeschwüre erkannt worden sind. Ueberhaupt sind plötzlich eintretende reichliche Magenblutungen bei älteren Leuten nicht selten. Ich erinnere mich eines 65jährigen Mannes und einer 70jährigen Frau, die, nachdem sie längere Zeit an den Erscheinungen der Herzsklerose gelitten hatten, plötzlich an einer Magenblutung gestorben waren.

Aufblähung des Unterleibs und habituelle Verstopfung kommen bei arteriosklerotischen Patienten häufig vor, Zeichen der schon oben erwähnten Unterleibsplethora. Wir haben ja oben gehört, dass stillsitzende Lebensweise und Exzesse im Essen und Trinken einen erhöhten arteriellen Druck hervorrufen und verlangsamte Darmperistaltik, also Disposition zur Verstopfung sowohl wie zur Arteriosklerose. Die Ursache der abnormen Gasbildung liegt teils in der verminderten Peristaltik, teils in der verlangsamten Blutcirkulation in den Darmvenen, wodurch mehr Luft gebildet wird und die Darmgase nicht so schnell als sonst absorbiert und mit dem Blut weggeführt werden. So entstehen auch die bei Arteriosklerose so häufig vorkommenden Hämorrhoiden.

Darmgeschwüre wurden von Edgren und Cheyrou-Lagrèze*) beobachtet. Letzterer hebt hervor, dass Darmgeschwüre, die durch arteriitische Obliteration bedingt sind, nicht absolut tödlich sind, sondern durch Narbenbildung heilen können, oder sie führen durch Bauchfellentzündung oder auf Grund der Narbenzusammenziehung, der Darmverengerung, zum Tod.

Lebervergrösserung finden wir schon in den früheren Stadien der Arteriosklerose, meist kombiniert oder gefolgt von der Schrumpfung, die bekannte Alkohol-Cirrhose. Hauptsächlich aber tritt die Lebervergrösserung in den späteren Stadien der Arteriosklerose auf als Stauungserscheinung bei Insuffizienz des Herzens. Diese Anschwellung geht anfangs bei Besserung der Herzthätigkeit wieder zurück, später bleibt die Vergrösserung konstant, wobei auch die Konsistenz vermehrt ist. Meist ist eine allerdings oft schwer zu erkennende icterische Färbung der Sklera und der Haut vorhanden

---

*) Cheyrou-Lagrèze, étude sur les ulcérations gastro-intestinales, Thèse de Paris, Paris 1881.

Allgemeines Aussehen.

In den früheren Stadien der Krankheit sehen die Arteriosklerotiker meist gut aus, nur findet man zuweilen bei allgemeinem guten Ernährungszustand das Gesicht etwas blass. Viele Arteriosklerotiker sind über ihr ganzes Leben hindurch mager, man braucht also wegen der oben erwähnten Plethora sich die Arteriosklerotiker nicht als lauter gut entwickelte Leute vorzustellen.

Dieses gute Aussehen verändert sich aber ganz bedeutend, wenn die Krankheit weiter schreitet; die Farbe wird blass, gräulich, ja kachektisch, die Augen werden starr. Die Atemnot macht sich in der ganzen Haltung geltend, besonders wenn der Patient vorher etwas gestiegen ist. Das Aussehen ist oft ängstlich und unruhig, besonders wenn der Patient nie weiss, wann wieder ein Anfall von Brustkrampf eintritt. Die Blausucht tritt in den früheren Stadien trotz der sich oft einstellenden Atemnot selten ein, während wir sie bei den Herzkrämpfen, die von Erkrankung des Endokards herkommen, bei Verengerung der Mitralklappen und den angeborenen Herzaffektionen selten vermissen. Später, wenn Herzinsuffizienz (Herzuntüchtigkeit) und Klappenfehler sich ausgebildet haben, tritt allerdings die Blausucht nebst anderen Symptomen des gestörten Blutumlaufs ein.

Schreitet das Leiden noch weiter, so magern die Kranken oft sehr ab und sehen oft so kachektisch aus, dass man sie für Krebskranke halten möchte. Faktisch kommt auch häufig Krebs, speziell Magenkrebs, bei Arteriosklerose vor.

Weiterhin entwickelt sich eine Reihe von Erscheinungen auf der äusseren Haut, die direkt von der Funktionsschwäche des ganzen Organs abhängig sind; namentlich die Schweiss- und Talgdrüsen und die Epithelien erleiden eine Veränderung. Hier ist namentlich der pruritus senilis, das Altersjucken, die Pityriasis u. s. w. zu erwähnen; auch die peripheren Nerven zeigen Veränderungen, sowie die kleineren zu den Extremitäten führenden Arterienstämme, die ebenfalls der Sklerose anheimfallen. Hierzu gehört das Ameisenkriechen, die Formicationen, verschiedene abnorme Empfindungen auf der Haut, Parästhesien, ja es kommen häufig Schmerzen in der Haut vor. Rosenbach meint im Gegensatz zu anderen Autoren, die diese Schmerzen nicht in der Gefässwand liegen, dass es sich nicht um diese handle, da ja die Gefässwand keine Nerven besitzt, sondern um Ernährungsstörungen im Gebiete der peripherischen Enden der sensiblen Nerven oder des von den Gefässen versorgten Protoplasmas selbst, wo ja die sensible Erregung ihren Anfang nimmt, ohne dass gerade schon präformierte Nervenveränderungen vorhanden sind.

Aeusserliche sichtbare Veränderungen an den Arterien.

In erster Linie fällt auf der gewundene Kreislauf, den wir natürlich nur bei den oberflächlichsten Arterien, so bei der Schläfenarterie beobachten können; leichteren Graden darf man keine Bedeutung beilegen, da sie ungemein häufig vorkommen; wenn sie aber in ausgeprägtem Maasse gewunden sind, muss man der Sache schon mehr Aufmerksamkeit schenken. Eine gewundene arteria radialis berechtigt aber immer zur Diagnose Arteriosklerose. Bei sehr mageren Leuten kann man die arteria radialis und brachialis bis weit hinauf verfolgen und man kann dann deutlich das dicke und gewundene Gefäss fühlen.

Bei fortschreitender Arteriosklerose findet man eine gewisse Härte der Wandung, die von den durch starken Blutdruck vollen Arterien leicht zu trennen ist. Mit der Zeit wird die Wandung uneben und höckerig, in vorgeschrittenen Fällen wird sie zu einem starrwandigen Rohr, in dem kaum mehr eine Pulsation gefühlt werden kann.

Finden wir so die äusseren Arterien verdickt und verkalkt, so dürfen wir annehmen, dass auch die inneren Arterien, speziell die feineren derart verändert sind; denn es ist wahrscheinlich, dass deutliche arteriosklerotische Veränderungen bei den oberflächlichen Gefässen auch Veränderungen an den inneren Arterien entsprechen. Sicher ist es aber nicht, man hat öfters bei verhärteten äusseren Arterien die inneren ganz intakt gefunden, häufiger ist aber das Gegenteil der Fall, dass bei starker Sklerose der inneren Arterien die peripheren normal erscheinen.

Einige Autoren haben für die senile Arteriosklerose eine Frequenzscala, betreffend das Vorkommen der arteriosklerotischen Veränderungen in verschiedenen Gefässen aufgestellt.

Nach Lobstein*) ist diese Skala nach abnehmender Frequenz folgende:

Arcus aortae, Teilungsstelle der Aorta¹ in der Bauchhöhle, Aorta descendens in der Brusthöhle, A. lienalis, Aorta descendens in der Bauchhöhle, A. femoralis und alle ihre Aeste, Aa. spermaticae, A. hypogastrica und ihre Aeste, Aa. coronariae cordis, einige Aeste der A. subclaria, der Theilungswinkel der A. carolis communis, die Arterien des Gehirns, verschiedene Aeste der Carotis externa, die Arterien der Brust und Bauchwand, A. brachialis und ihre Aeste, Aeste der A. umbilicalis, die kleinen, in die Marksubstanz des Gehirns eintretenden Arterien, A. pulmonalis.

Nach v. Rokitansky: Aorta descendens, Arcus aortae, Aorta abdominalis, Aorta thoracica, Aa. lienalis, crurales, iliacae internae, coronariae cordis, die Arterien des Gehirns, Aa. vertebrales, uterinae, brachtiales und ihre Aeste, Aa. spermaticae internae, carotis communis, hypogastrica; ausnahmsweise Aa. mesentericae, coeliaca, coronaria ventriculi, hepatica, epiploica.**)

Huchard***) hat folgende Frequenzscala: Arcus aortae, Aorta descendens, Arteriae coronariae cordis, Aorta abdominalis in der Nähe der Teilung, Aorta thoracica, Aa. renales, temporales, basis cranii, subclariae, carotis communis, iliacae, splenica, brachsiales und radiales, crurales, popliteae vertebrales internae, die kleinen Arterien des Gehirns, bronchiales, pulmonalis, coronaria ventriculi, mesentericae, uterinae, spermaticae etc.

Aus allen diesen Aufzeichnungen ergiebt sich, dass die sklerotischen Veränderungen an den inneren Arterien viel häuhäufiger sind als an den äusseren. Wie schon oben bemerkt, kann man, wenn man die äusseren Arterien verkalkt findet, immer die Wahrscheinlichkeit aussprechen, dass auch

---

*) Lobenstein, Lehrbuch der pathol. Anatomie, deutsch bearbeitet von Neurohr, Stuttgart 1835, Bd. II. S. 478.
**) Cit. nach Quincke, von Ziemssen's Handbuch, Leipzig 1876, Bd. VI. S. 344.
***) Huchard, Maladies du coeur. Paris 1893, S. 150.

die inneren verkalkt sind, aber immer ist es nicht der Fall. In solchen Fällen ist meist die grössere nach den Organen führende Arterie verkalkt, während die Endverästelung und das Parenchym noch ziemlich frei ist. Dies findet man besonders bei ganz alten Leuten.

Erscheinungen an den Sinnesorganen.

Es ist nicht selten, dass arteriosklerotische Patienten unter Klagen über vermindertes Sehvermögen in erster Linie den Augenarzt konsultieren. Unter normalem Verhalten sind die Wände der Netzhautgefässe unsichtbar, man sieht nur die Blutsäule, die in den Gefässen fliesst. Bei Arteriosklerose aber findet man, wie Raehlmann hervorhebt, pathologische Veränderungen an den Netzhautgefässen, sie sind gewunden und dünn, die Ränder getrübt, die Wand zuweilen verdickt, grauweiss. Ferner fand er umschriebene Verengerungen, seltener Ausbuchtungen (Aneurysmen).

Es giebt nach Raehlmann[*]) hauptsächlich zwei diagnostische Anhaltspunkte für die Annahme der Arteriosklerose eines Netzhautgefässes, nämlich die Veränderung des Gefässlumens, welche man an der Verkleinerung des Durchmessers der Blutsäulen erkennt, und das deutliche Sichtbarwerden der Gefässwand infolge sklerotischer Veränderungen. Schlängelung und Verdünnung sowie weisse Berandung der Blutgefässe deutet bei unverändertem Lumen nur auf periarteriitische Veränderungen, während eine Verengerung des Gefässkalibers unter denselben Verhältnissen auf endarteriitische Prozesse zurückzuführen ist (Rosenbach).

In den Venen fand er gleichzeitig Veränderungen wie an den Arterien, namentlich Verengerungen an Stellen, wo sie von Arterien mit verdickter Wand komprimiert wurden, aber auch varicöse Erweiterungen; sowohl an den Arterien als in den Venen wurden ausserdem Pulsationen beobachtet, häufiger übrigens der Venenpuls.

Dieser Befund an den Netzhautgefässen, der übrigens nur durch grosse Geschicklichkeit festgestellt wer-

---

[*]) Raehlmann, Zeitschrift für klin. Medizin 1889, Bd. XVI, S. 606.

den kann, liefert ein wichtiges Hilfsmittel für die Diagnose der Gefässerkrankungen nicht bloss im Gebiet der Augenarterien, sondern auch für die den ganzen Körper betreffenden arteriosklerotischen Gefässerkrankungen.

Ziemlich häufig und ziemlich frühzeitig stellen sich **Blutungen in die Netzhaut** ein, die entweder im Anschluss an Kopfschmerz oder, was häufiger ist, ohne nachweisbare Ursache eintreten und sich natürlich nur dann fühlbar machen, wenn sie sich in der Nähe der macula lutea befinden. Diese kleinen Blutungen, die sich meist völlig wieder resorbiren, sind wohl völlig gleichbedeutend mit den bei Nierenleidenden vorkommenden, führen aber nur selten zur Ausbildung der bekannten gelben und gelbweissen Flecken. Oft wissen die Patienten, da Blutaustritte, die nicht gerade im Sehfleck, in der macula lutea, auftreten, die Sehkraft und die Gesichtsfläche nicht beeinträchtigen, nichts von den Veränderungen in ihren Augen. Die Blutungen sind jedenfalls ein wichtiges Zeichen für Veränderungen an den Blutgefässen, das trotz plötzlichem Auftreten wohl nur selten mit einer Embolie zusammenhängt und selbst bei Abwesenheit aller sonstigen Erkrankungen am Gefässapparat zur Diagnose Arteriosklerose Veranlassung geben kann. Es sollten deshalb alle Fälle mit Verdacht auf Arteriosklerose immer von Zeit zu Zeit ophthalmoskopisch genau untersucht werden, da werden wohl Netzhautblutungen und auch andere Veränderungen im Augenhintergrund viel häufiger entdeckt werden als bisher und dadurch eine sichere Diagnose viel früher ermöglicht.

Es giebt auch Fälle von Arteriosklerose, bei denen das Sehvermögen oft sehr frühzeitig und sehr stark herabgesetzt wird. Hier handelt es sich um solche Fälle, die auch an ausgeprägten Symptomen von seiten der Nieren leiden. Hier findet man die sog. Nierenherde (renale Herde) mit und ohne Netzhautblutungen, die aber, wenn sie nicht in der macula lutea sitzen, auch ohne Sehstörung gefunden werden können.

Bei diesen Fällen, bei denen es sich um schwere Störungen der Niere handelt, treten auch noch andere Symptome auf. So habe ich schon weiter oben die Atemnot, die Dyspnoe, erwähnt, welche sich die französischen Autoren, so namentlich Picard und Huchard von einer Intoxication von einer Vergiftung durch Toxine verursacht vorstellten.

Geruch und Geschmack sind wenig verändert, dagegen wird das G e h ö r oft sehr in Mitleidenschaft gezogen. Von dem kontinuierlichen Ohrensausen und Klingen, von den pulsierenden Geräuschen im Kopf, haben wir schon weiter oben gesprochen; wir finden aber auch atrophische Zustände, bindegewebliche Degenerationen, Verdickung und Schrumpfung, Verknöcherung der einzelnen Teile des inneren und äusseren Gehörganges. Es ist mir aufgefallen, wie viele Patienten, die später Arteriosklerotiker wurden, mehr weniger schwere Gehörstörungen früher gehabt haben. Soviel ich weiss, konnte bis jetzt der Zusammenhang zwischen der Sklerose und der Organveränderung nicht festgestellt werden. Rosenbach meint, das Wahrscheinlichste sei wohl, dass diese Veränderungen, wenn sie überhaupt zu den Erscheinungen an den Gefässen in direkter Beziehung stehen, hier öfter Folge einer schon bestehenden Gewebsanomalie der das Gehörorgan versorgenden Arterien, als die Ursache dieser Veränderungen sind.

Zu den wichtigsten Symptomen der Arteriosklerose gehören

die Veränderungen am Herzen.

Wie schon mehrfach hervorgehoben, kennzeichnet sich die verstärkte Herzarbeit vor allem durch grössere Resistenz des Herzspitzenstosses, an die sich relativ bald ein Tiefstand des Herzens und eine Verbreiterung des Spitzenstosses anschliesst. Wenn starke Veränderungen am Aortenbogen auftreten, so rückt das Herz deutlich tiefer, ohne dass es dabei zu einer Schlussunfähigkeit der Klappen, abhängig von einer Ausweitung des Kanals, kommt. Mit Fortschreiten des Prozesses wird die Herzfigur allmählich grösser, was aber nicht immer leicht nachgewiesen werden kann, da sie durch die auch schon besprochene Lungenblähung, das Lungenemphysem, welches, wie wir dort gesehen haben, als Folge der starken Anforderung an die Arbeitsleistung bald auftritt, häufig versteckt wird.

Ist der Spitzenstoss heftig in der Mammillarlinie und im fünften Zwischenrippenraum und finden sich dabei die Symptome des erhöhten Drucks, so ist es sehr wahrscheinlich, dass eine leichte Herzhypertrophie schon eingetreten ist; hat der Herzspitzenstoss die Mammillarlinie schon überschritten und noch mehr, wenn er im sechsten Zwischenrippenraum palpiert wird, und hat man keine Veranlassung zu der vorher erwähnten Dislokation des Herzens, so ist das Vorhandensein einer Vergrösserung um so sicherer. Unter solchen Umständen findet man häufig eine mehr minder grosse Vorwölbung der Herzgegend.

Zuweilen kann man weder durch Palpation noch durch Inspektion den Ort des Spitzenstosses bestimmen. Dann können wir, wie auch weiter unten hervorgehoben, mit der Perkussion in den allermeisten Fällen den linken Ventrikel bestimmen.

Häufig wird ausser der Accentuierung des 2. Herztones über der Aorta, wodurch der erhöhte arterielle Druck nachgewiesen wird, an der Spitze oft eine Spaltung des 1. Herztones gehört. Zuweilen fühlt man beim Auflegen der Hand trotz eines bestehenden Emphysems einen eigentümlichen kräftigen Stoss, der die Brustwand zum Vibriren bringt. Wenn die Herzvergrösserung bedeutend ist, sieht man öfters den Kopf, ja den ganzen Oberkörper Bewegungen machen, isochron mit denen des Herzens.

Wir haben also als Zeichen der mit der Arteriosklerose verbundenen Arbeitsveränderung am Herzen und an den Arterien Verstärkung und oft Spaltung des 1. Tones an der Herzspitze und des 2. Aortentones, grössere Resistenz des Spitzenstosses, Härte der Arterienwand und Spannung des

Pulses sowie auch eine grössere Höhe der Wellen. Allmählich wird die Dämpfung des Herzens grösser und zwar zunächst über dem linken Herzen, woraus zu schliessen ist, dass infolge der vermehrten Arbeit im Protoplasmagebiet und an den Arterien die Herzmuskulatur an Volumen zugenommen hat; dies bedingt eine Verbreiterung, stärkere Erhöhung und tieferen Stand des Herzspitzenstosses; eine Erweiterung, Dilatation, ist aber bei der Vergrösserung der Herzfigur in Anbetracht der sonstigen physikalischen Symptome auszuschliessen. Ist die Blähung der Lunge nicht stark, so kann man, wenn der Brustkorb nicht zu stark mit Fett gepolstert ist oder die Rippen nicht so nahe beieinanderstehen, die Verbreitung der Herzdämpfung nach der linken Seite bald nachweisen, wenn sich dann später, wie schon oben erwähnt, aus den veränderten Kreislaufverhältnissen mit Notwendigkeit sich ergebende tonische und noch später atonische Erweiterung des rechten Ventrikels anschliesst.

Man muss sich hüten, dieses Herabsteigen des Spitzenstosses zu verwechseln mit dem Tiefstand des Herzens, der eintritt, wenn infolge starker Lungenblähung das Zwerchfell herabsteigt und das Herz mitzieht. Es ist also immer die obere Grenze genau festzustellen und es sind auch alle sonstigen akustischen Erscheinungen des Herzens zu beobachten, ehe man die Diagnose, Herabsteigen des Spitzenstosses, stellt. Im Falle des Tiefstand des Herzens ist derselbe wegen der Lungenblähung meist sehr undeutlich und man fühlt nur das Pulsieren des meist vergrösserten rechten Herzens im Epigastrium oder am untersten Teil des Brustbeins. Doch ist die Vergrösserung der Dämpfung am Brustbein an seiner unteren Seite, das dann meist bei der Pulsation stark gehoben wird, anfangs sicher mehr der Vergrösserung des linken Herzens zuzuschreiben, erst nach und nach beteiligt sich das rechte Herz an der Erweiterung der Figur durch Dilatation, was durch die merkbare Erweiterung der Venen am Hals, durch die Röte und Cyanose der Gesichtshaut u. s. w. sich kundgiebt.

Bei schon vorher schwachem Herzen ist bei der erwähnten Verbreitung gleich von vornherein an eine Erweiterung des rechten Ventrikels zu denken und zwar namentlich dann, wenn die Verbreitung nach links sehr unbedeutend ist, der Spitzenstoss nicht ausgeprägt und die charakteristischen Veränderungen am Puls fehlen. Man findet dies besonders bei der später zu schildernden anämischen Form der Sklerose; wenn die Verbreitung und Vergrösserung des linken Herzens grosse Dimensionen annimmt, ist mit Sicherheit anzunehmen, dass die Capillargebiete in grossen lebenswichtigen Organen, Nieren, Leber, Gehirn, schon beträchtliche Veränderungen erlitten haben. Ist das rechte Herz allein besonders ausgedehnt, so können wir mit Sicherheit auf eine beträchtliche Ausbildung von Störungen im Unterleib, namentlich in der Leber, schliessen; dehnt sich neben der Vergrösserung des linken Herzens gleichzeitig auch das rechte bedeutend aus, so können wir mit Sicherheit darauf schliessen, dass nicht bloss eine Veränderung in einem Protoplasmagebiet vorliegt, sondern dass es sich um eine funktionelle Störung des ganzen Organismus handelt, um eine den Körper und Lungenkreislauf gleichmässig betreffende Erhöhung der Arbeitsleistung. Gewöhnlich wird dieser Zustand irrtümlicherweise für eine primäre Herzmuskelerkrankung, für eine Myocarditis, ein Arbeiterherz, gehalten (Rosenbach).

Wenn sich beides, Vergrösserung oder Erweiterung in bedeutendem Grade entwickeln, so findet man eine enorme Herzvergrösserung, was bei Arteriosklerose gar nicht selten eintrifft, vor allem, wenn sich die nachher noch zu schildernden sklerotischen Prozesse an den Aortenmündungen lokalisiert haben. Eine der erhöhten Arbeit entsprechende Herzvergrösserung ist ein für den Körper günstiges Anpassungsphänomen, die Erweiterung auf der anderen Seite ist das Zeichen von Ueberanstrengung, von Schwäche im Vergleich zu der zu leistenden Arbeit. Wenn diese Schwäche nicht entweder durch genügend starke Herzvergrösserung oder durch Reduktion der zu leistenden Arbeit beseitigt wird, so tritt Herzinsuffizienz (Herzuntüchtigkeit) mit allen ihren schweren Folgen sehr bald ein.

Dies ist der Vorgang, wenn die Ursache der Herzveränderung ausserhalb des Herzens liegt, das Herz selbst aber gesund gewesen ist, also die Veränderung des Herzens durch gesteigerte Ansprüche hervorgerufen worden ist. Anders aber ist der Verlauf, wenn die sklerotischen Veränderungen sich schon frühzeitig auf das Herz selbst werfen, einen Zustand, den man Herzverkalkung

Cardiosklerose

nennt. Hier leidet oft schon in den frühesten Stadien der allgemeinen Arteriosklerose die Ernährung des Herzens durch sklerotische Prozesse, welche die Kranzgefässe verengern, bedeutend Schaden. Gewisse Gefässgebiete werden, wenn der Hauptstamm verengert ist, schlecht ernährt, die Muskulatur schwindet, statt dessen wuchert das Bindegewebe und es entstehen verhärtete sklerotische Herde. Da die Anforderungen an das Herz nicht nachlassen, oft sogar neue herantreten, so müssen andere Teile der Muskulatur sich vergrössern, so kommt oft gleichzeitig Muskelvergrösserung und Bindegewebswucherung vor. Hierdurch wird das Herz allerdings grösser, aber leider nimmt die Leistungstüchtigkeit nicht in dem gleichen Maasse zu. Ein solches Herz ist relativ schwach und wird, sowie eine grössere Anforderung an dasselbe herantritt, leicht erweitert und absolute Herzinsuffizienz kann zu jeder Zeit eintreten.

Jetzt bedingt jede körperliche, ja sogar jede geistige Ueberanstrengung eine grosse Gefahr. Zuweilen bildet sich eine solche rasch entstandene Insuffizienz durch einige Tage Bettruhe ohne medikamentöse Behandlung zurück. Ist gleichzeitig noch stark entwickelte allgemeine Arteriosklerose vorhanden, so ist leicht begreiflich, dass Herzvergrösserung und Herzerweiterung oft ganz enormen Grad erreichen kann. Wie schon bemerkt, ist die klinische Diagnose der Herzhypertrophie bei geringem Grade nicht leicht, leichter wird sie, wenn die Vergrösserung zunimmt.

Viele arteriosklerotische Patienten haben oft und in fast allen Stadien der Krankheit eine beschleunigte Herzthätigkeit (Tachycardie); diese zeigt sich besonders bei den äusseren Einflüssen, sowohl psychischen, als physischen; eine geringere Anstrengung, ein lebhafterer Eindruck ruft alsbald eine Vergrösserung der Pulsfrequenz hervor. In späteren Stadien, wenn schon eine gewisse Herzuntüchtigkeit sich eingestellt hat, ist die Herzthätigkeit oft dauernd beschleunigt. Das subjektive Gefühl des Herzklopfens ist oft unter den allerersten Symptomen der Arteriosklerose erwähnt. Anfangs kann objektiv meist nichts nachgewiesen werden als dass das Herz etwas kräftig gegen die Brustwand anschlägt und vielleicht auch einmal von irgend einem Arzt eine kleine Vergrösserung konstatiert wird, man tröstet sich mit dem nervösen Herzklopfen. Später aber findet man bei der Untersuchung solcher Patienten, die über Herzklopfen klagen, meist schon eine ausgeprägte Herzvergrösserung, die dafür spricht, dass schon bedeutende Veränderungen am Herzen sich ausgebildet haben.

Besonders häufig findet man diesen raschen Herzschlag bei Frauen in den Uebergangsjahren, meist verbunden mit etwas Unregelmässigkeit des Pulses und wenn man genau auskultiert mit dem Symptom von erhöhtem Druck; die Patienten klagen viel über Herzklopfen und fühlen oft selbst schon einen Schlag aussetzen, was sie dann meist recht beunruhigt. Zuweilen schwindet, namentlich bei entsprechender Behandlung und passendem Verhalten die ganze Tachycardie und jahrelang hört man bei allen Konsultationen eine ganz ruhige Herzthätigkeit.

Nicht gerade so häufig, aber doch auch nicht selten, findet man bei Arteriosklerose **eine verlangsamte Herzthätigkeit, eine Bradykardie**. Hierbei darf man sich aber auf den Puls nicht verlassen, weil manche Herzkontraktionen so schwach sind, dass nicht jede Pulswelle in die arteria radialis kommt oder wenigstens nicht so stark, dass man es mit dem Finger fühlen kann, man muss da, um sicher zu gehen, schon das Herz selbst auskultiren. Der Name Bradykardie stammt von Grob*), aber schon viel früher hatten Flint**) und Truffet*** auf dieses Phänomen hingewiesen. Riegel†) rechnet zu Bradykardie alle Fälle, die weniger als 60 Schläge in der Minute haben, und Aron teilt einen Fall von Arteriosklerose mit, bei dem die Pulsfrequenz zwischen 24 und 30 variierte. Man hat eine Verlangsamung der Herzfrequenz bis auf 30 — 15 — 8 beobachtet; die Zahl 8 stammt von Hammer††), der bei einem thrombotischen Verschluss der Kranzarterien des Herzens die Zahl 8 fand, nachdem der Patient noch wenige Minuten vorher 80 Schläge hatte; eine halbe Stunde nach dem Collapsanfall betrug die Pulsfrequenz 40, fünf Stunden später 23 und nach vier Stunden 16 pro Minute. Am folgenden Tag war die Frequenz 8 pro Minute. Bei der Auskultation wurde eine Kontraktion gehört, eine Sekunde danach begann Herzkrampf, welcher 5 Sekunden lang dauerte; nachher absolute Ruhe während zwei Sekunden. Die ganze Herzrevolution dauerte also 8 Sekunden.

Laache†††) hatte einen Seemann beobachtet, der in den letzten Monaten vor seinem Tode nur 8 Schläge in der Minute hatte, und einen anderen, der einen regelmässigen und kräftigen Puls von 44 pro Minute hatte, mit gleichzeitiger Herzerweiterung. Die Pulsfrequenz wurde später normal, der Kranke genas und wurde sogar in eine Lebensversicherung aufgenommen.

Dehio nimmt an, dass die lokalen Sklerosen an denjenigen Stellen des Herzfleisches sich vorfinden, wo die erregbaren Centren des Herzens sich befinden und dass nicht selten eine solche lokale Sklerose die Teilerscheinung einer allgemeinen ausgebreiteten Herzsklerose sei. Ich selbst habe eine nicht unbedeutende Anzahl von Bradykardien auf dem Boden

---

*) Grob, Deutsches Archiv für klin. Medizin 1888, Bd. XLII. S. 574.
**) Flint, Archives gen. de méd. 1876. Bd. II. S. 62.
***) Truffet, étude physiol. et pathol. sur le ralentissement du pouls, These de Lyon, 1881
†) Riegel, Zeitschrift für klin. Medizin 1890., Bd. XVII. S. 221.
††) Hammer, Wiener med Wochenschrift 1878. S. 97.
†††) Laache, Recherches cliniques sur quelques affections cardiaques nonvaloulaires 1895.

der Cardiosklerose behandelt, darunter einige Steueraufseher, Förster, Landjäger, Reisende, Offiziere u. s. w. Ich konnte bei allen diesen Berufsklassen erst dann eine durchschlagende Besserung erzielen, als sie ihren anstrengenden Beruf wechselten und eine mehr sitzende Lebensweise befolgten.

Ich erinnere mich einer 65 jährigen Frau, die während mehrerer Jahre eine Pulsfrequenz von 44 pro Minute hatte. Die Töne waren klar und rein, die Herzthätigkeit ganz regelmässig und in Ordnung. Bedeutende arteriosklerotische Veränderungen fanden sich an den meisten Peripheriengefässen vor, Störungen von anderen Organen, die auf eine Erkrankung ihrer Arterien hätten schliessen lassen, waren nicht vorhanden. Ich versuchte eine Reihe von Mitteln, die sich mir sonst bewährt hatten; aber trotz dieser und trotz der strengsten Diät und Bettruhe hat sich in ihrem Zustand nichts gebessert. Ich verzichtete schliesslich auf das Verordnen von Medizin und hatte sie von dort ab noch einige Jahre lang regelmässig besucht und regelmässig 44 Schläge beobachtet, sie bekam keine besonderen Störungen und schlief einmal, während ich mit ihr sprach, auf dem Sofa sitzend ein, wenige Minuten vorher hatte sie noch ihre üblichen 44 Pulsschläge. Im grossen ganzen kann man aber sagen, dass die Bradykardie lange nicht so häufig bei der Arteriosklerose vorkommt, als die Tachykardie.

Bei der allgemeinen Sklerose der Arterien ist also die Bradykardie ziemlich selten, aber relativ häufig bei der Verkalkung der Kranzarterien, besonders wenn sie schon zu Herzmuskeldegeneration geführt hat. Besonders tritt sie dann auf, wenn durch die endarteriitischen Prozesse an den Aortenklappen sich eine Verengerung des Ausgangs, eine Aortenstenose, herausgebildet hat. Diese ist es, die von allen Klappenstörungen die geringste Pulsfrequenz liefert. Deshalb finden wir bei den an Sklerose Erkrankten nur sehr selten Bradykardie und zwar nur, wenn alle Arterien verkalkt sind, und wenn diese auftritt, so können wir mit Sicherheit die Diagnose stellen, dass der Central-Hemmungsapparat gereizt ist, oder dass der Herzmuskel durch Veränderungen, die in ihm vorgegangen sind, grössere Pausen machen muss zu seiner Erholung, um seine Arbeit bewältigen zu können. Tritt also plötzlich eine Bradykardie ein, so muss man sehr auf der Hut sein, muss durch absolute körperliche Ruhe die ausserwesentliche Arbeit des Organismus herabsetzen oder womöglich ganz beseitigen. Anregende Mittel dürfen nur dann angewandt werden, wenn direkte Zeichen von Herzschwäche auftreten.

Veränderungen im Herzrythmus.

Den Galopprythmus, giebt Edgren an, ab und zu bei Arteriosklerose beobachtet zu haben, fügt aber bei, dass er ihn öfter bei der chronischen Brigthschen Krankheit und noch öfter bei der genuinen Schrumpfniere gesehen habe. Diese Erscheinung besteht darin, dass man während einer Herzrevolution drei Herztöne hört, von welchen zwei durch Nacheinanderkommen und dem Zeitabschnitt kurz vor der Systole und dem Anfang derselben angehören, der dritte Ton ist der gewöhnliche zweite Ton, der Galopprhythmus muss daher vor dem oft verdoppelten zweiten Herzton unterschieden werden, bei welchem je auch drei Herztöne während einer Herzrevolution gehört werden. Im allgemeinen bietet es keine grosse Schwierigkeit, bei der Auskultation diese beiden Erscheinungen auseinanderzuhalten.

Bei meinen eigenen sehr zahlreichen Fällen von Arteriosklerose, selbst wenn sie noch so ausgebreitet waren, habe ich fast nie Galopprhythmus oder eine der bekannten periodischen Pulsformen, pulsus bigeminus, u. w. gefunden. In den wenigen Fällen von Galopprhythmus, die ich gesehen habe, habe ich eine Veränderung des Herzmuskels, schwere Verkalkung der Kranzarterien oder Veränderungen im Gehirn, namentlich in der medulla oblongata, annehmen müssen.

Eine **unregelmässige Herzthätigkeit** kommt bei Arteriosklerose sehr häufig vor. Sommerbrodt*) unterscheidet eine Arhythmie und Allorhythmie. Die Arhythmie umfasst die gewöhnliche Unregelmässigkeit, bei welcher die Herzschläge mit verschieden langen Zwischenräumen ohne bestimmte Ordnung aufeinanderfolgen. Der höchste Grad derselben ist das delirium cordis, ein vollständiges Durcheinanderwogen der Herzthätigkeit und die Intermittenz, bei der ab und zu ein Herzschlag ganz ausbleibt.

Laségne hat zwei Formen der Intermittenz unterschieden, wirkliche, bei denen ein Herzschlag vollständig ausbleibt, und falsche, bei denen der Herzschlag so schwach ist, dass der entsprechende Puls nicht gefühlt wird.

Huchard unterscheidet weiterhin eine bewusste und unbewusste Intermittenz; jene werden von den Patienten gefühlt und bilden eine Quelle der Unruhe und Angst; die letzteren werden nicht gefühlt, wenn der Patient nicht sein Herz oder seinen Puls beobachtet. Die senilen Intermittenzen, die sehr häufig vorkommen, werden gewöhnlich von den Patienten nicht gefühlt.

Bei der Allorhythmie ist der Rhythmus ein anderer, als der gewöhnliche normale. Die Herzschläge folgen in bestimmter regelmässiger, aber nicht normaler Weise nacheinander. So kennt man einen pulsus bigeminus, trigeminus u. s. w. Bei ersterem folgen zwei Herzkontraktionen rasch aufeinander, danach eine lange Pause. Auch ist die Stärke der einzelnen Herzschläge meist nicht gleich. Der erste ist meist der stärkste, der zweite (bigeminus) oder der zweite und dritte (trigeminus) schwächer.

Riegel*) beschreibt eine Pulsform, bei welcher hohe und niedere Pulswellen untereinander regelmässig abwechseln und nennt ihn pulsus alternans.

Traube, der schon denselben Ausdruck früher gebrauchte, beschreibt den pulsus alternans auf folgende Weise: regelmässig folgende und niedrige Pulsschläge nacheinander in der Weise, dass auf einen hohen Puls ein niedriger folgt. Dieser ist durch eine kürzere Pause von dem folgenden als von dem vorhergehenden Puls getrennt. Der pulsus alternans wäre also nach Traubes Definition ein pulsus bigeminus, mit dem schwächeren Pulsschlag vor dem stärkeren, also umgekehrt gegen das gewöhnliche Verhalten. Wenn wir den Ausdruck pulsus alternans oder lieber rhythmus cordis alternans benützen wollen, so ist es meiner Ansicht nach am besten, demselben die von Riegel gegebene Bedeutung beizulegen. Der Traube'sche rythmus alternans wäre lieber als rythmus bigeminus inversus zu bezeichnen.

---

*) Sommerbrodt, Deutsches Archiv für klin. Medizin. Bd. XIX, S. 392.
**) Riegel, Deutsches Archiv für klin. Medizin Bd 20, S. 465.

Alle diese Pulsformen kommen bei Arteriosklerose vor; doch sind sie nicht so konstant, dass eine gewisse Form bei einem und demselben Patienten immer vorkommt. Oft wechselt der Herzrythmus jeden Tag, bei dem gleichen Patienten findet man bald eine gewisse unregelmässige Herzthätigkeit, bald einen Rythmus bigeminus oder trigeminus. Irgend eine prognostische Bedeutung hat diese unregelmässige Herzthätigkeit nicht, und wie wir gehört haben können sie einander ablösen, ohne dass dadurch irgend eine Aenderung im Befinden eintritt.

Wenn wir eine derartige unregelmässige Herzthätigkeit bei einem Patienten finden, so dürfen wir, obgleich sie auch bei anscheinend gesunden Leuten vorkommt, doch schliessen, dass ein Herzleiden irgendwelcher Art zugrunde liegt. Bei Individuen mit Arteriosklerose und vor allem mit Cardiosklerose ist diese Erscheinung sehr gewöhnlich, häufiger allerdings in den späteren Stadien, besondern wenn Herzinsufficienz eintritt; je grösser die Herzschwäche, je stärker der Grad der Herzunregelmässigkeit. Digitalis reguliert meist die Energie des Herzens gleichzeitig mit der Thätigkeit. Doch gehört die Unregelmässigkeit nicht notwendig zu den Symptomen der Cardiosklerose, sie kann über den ganzen Verlauf der Krankheit fehlen.

Stellt sich aber heraus, dass noch andere Symptome, die auf schwere organische Veränderungen im Herzen hinweisen, vorhanden sind, so haben diese Pulsformen eine besondere infauste Bedeutung. Besonders ungünstig scheinen mir die Fälle zu sein, bei denen einzelne (gewöhnlich durch zwei schwächere Herztöne oder durch einen ebenfalls schwachen Ton charakterisierte) Zusammenziehungen des Herzens keine oder eine schwache, oft nur in den Halsarterien fühlbare Pulswelle erzeugen, so dass also einer bestimmten Anzahl von Herzkontraktionen eine wesentlich geringere Anzahl von Pulsen an der Radialis oder an allen Arterien entsteht. Man nennt diesen Zustand Meiosphygmie. Einen Fall habe ich beobachtet, bei dem mit mathematischer Genauigkeit mit einer bestimmten Zahl von Herzkontraktionen nur eine halb so grosse Zahl von Arterienpulsen korrespondirte.

Unter Pulsus differens verstehen wir die Verschiedenheit des Pulses in zwei homologen Arterien, besonders an den beiden Radialarterien.*) Die Ursache kann in der Verengerung der Arterienlichtung an irgend einer Stelle liegen, gewöhnlich aber findet sie sich an der Aorta, gerade an dem Platz, wo das Gefäss von der Aorta abgeht. Gerade in diesem Umstand liegt die grosse klinische Bedeutung der betreffenden Erscheinung. Edgren schreibt darüber: „Es sind sklerotische Prozesse auf der Innenseite der Aorta, welche die Mündungen der von der Aorta abgehenden Arterien verengeren, und als Symptom einer Aortitis stellt der pulsus differens ein sehr wertvolles Zeichen dar. Er ist oft mit Aneurysmen in Zusammenhang gebracht worden. Dies ist insofern richtig, als sich die Aneurysmen im Zusammenhang mit sklerotischen Prozessen in der Aorta entwickeln, wobei Verengerungen und Deformationen der Mündungen der abgehenden Gefässtämme oft vorkommen, ein direktes Symptom von Aorten-Aneurysmen ist er aber nicht."

Curschmann**), welcher diese Pulsform unter die wichtigsten Zeichen einer Sklerose der Brustaorta zählt, fand dieselbe unter 19 Fällen dieser Krankheit 8 mal. Leider ist es aber nicht leicht, den pulsus differens sicher nachzuweisen. Die Palpation ist eine sehr gute Untersuchungsmethode, palpieren wir gleichzeitig die beiden Arterien renadialis, in welchem Gefäss die Erscheinung am öftesten sich zeigt, so wird eine verschiedene Stärke der Pulswellen in den beiden Gefässen beobachtet, und diese Verschiedenheit kann auch an den Arteriae brachiales und subclaviae nachgewiesen werden. Natürlich ist aber eine gewisse Stärke der Erscheinung notwendig, damit der palpierende Finger dieselbe wahrnehmen kann. In zweifelhaften Fällen dürfte die Registrierung des Pulses mittels des Sphygmographen ein sicheres Resultat ergeben.

Sind die Verschiedenheiten sehr gross, so wird natürlich die Entscheidung sehr leicht.

Was den Charakter des Pulses anbelangt, so ist er trotz fühlbarer Verdickung oder grösserer Resistenz der Wandung um so weiter und voller, je später sich Veränderungen der Aorta oder der Wand kleinerer Arterien ausbilden, die zu Veränderungen des Lumens oder zu Starrheit der Wand führen. In der ersten Zeit tritt sogar häufig trotz deutlicher Vermehrung der Spannung der Arterienwand eine auffallend starke

---

*) cfr. Ziemssen, Deutsches Archiv für klinische Medizin 1890. Bd. XLVI. S. 285.
**) Curschmann, Arbeiten aus der mediz. Klinik zu Leipzig 1893 S 248

Erweiterung des Strombettes ein und diese Erweiterung des Kanalsystems ist gewöhnlich mit einer merkbaren Erschöpfung der Pulsfrequenz verbunden. Oft sind beide Erscheinungen schon von Anfang an gleich deutlich vorhanden und erst Später erhöht sich auch die mittlere Spannung der Wand immer mehr. Die Arterie erweitert sich dann von einem niedrigen Anfangsniveau aus sehr beträchtlich, aber langsam, weil die besonders starken Tonus zeigende Wand dem Reiz der Pulswellen langsamer nachgiebt und sich auch dann verhältnismässig langsamer zusammenzieht; daher ist die Arterie weit, die Welle hoch, aber langsam ansteigend.

Bei gewissen Funktionsstörungen am Aortenursprung und Bogen, wo aber noch keine Untüchtigkeit der Klappen besteht, haben wir einen hüpfenden Puls. Hier kommt nach Rosenbach das schnelle Ansteigen der Pulswellen dadurch zustande, das der verkalkte oder sklerosierte, aber nicht verengerte Gefässabschnitt, der also diastolisch nicht oder nur wenig erschlafft, die (Herz-) systolische Blutwelle in unverminderter Stärke bis zur Peripherie hindurchtreten lässt, wo sie natürlich ihrer Intensität entsprechend eine stärkere Erweiterung im Protoplasmagebiete auslöst und dementsprechend steiler abfällt, d. h. schnell erlischt.

Der Puls ist bei der erwähnten Form der Sklerose oder, richtiger, der erhöhten Wandarbeit der Gefässe natürlich gewöhnlich schwer unterdrückbar: auch besteht schon in diesem Stadium der erhöhten Frequenz nicht selten Arhythmie oder Intermission. Häufiger allerdings scheinen die Intervalle zwischen den Pulsen regelmässig, und nur Schwankungen der Beschaffenheit der einzelnen Wellen sind auch bei völliger Compensation nicht selten."

Der Puls der Arteriosklerotiker kann im Liegen, Sitzen oder Stehen oft ganz verschieden sein und meist habe ich beobachtet, dass mit Aenderung der Körperlage stets auch eine wesentliche Aenderung des Pulses verbunden war. Der Puls, der im Liegen oder Stehen oft ganz normal erschien, wurde beim Sitzen unregelmässig, auffallend langsam. Zuweilen treten bei dieser Lageveränderung vorübergehende Schwindelanfälle auf, aber nur dann, wenn die Körperlage aufgeregt und hastig verändert wurde, so z. B. bei dem Uebergang vom Sitzen oder Liegen zu aufrechter Körperhaltung.

Manchmal habe ich auch beobachtet, dass der Puls im Liegen schneller war als im Sitzen, was mich zu der Annahme führte, dass die Beeinflussung des Pulses verschieden ausfällt, je nachdem die durch die Lage hervorgerufene Veränderung des Zuflusses oder Abflusses des Bluts aus der Schädelhöhle wirksam ist. Ist der venöse Abfluss nicht erschwert, ist aber bei aufrechter Haltung eine Art von Blutarmut des Gehirns wegen erschwerter Versorgung mit ateriellem Blut vorhanden, so ist der Puls an und für sich langsam und wird dann im Liegen trotz der relativen Erschwerung für den venösen Blutstrom, weil hier das Gehirn besser mit Blut versorgt ist, schneller.

Geht dagegen bei normalem Zuströmen des Bluts zum Gehirn der venöse Abfluss nicht ganz prompt von statten, so wird die abnorme Beeinflussung des Vagus-Centrums gerade in der Rückenlage, durch die ja der Venenblutstrom wesentlich behindert wird, stärker und wir finden in der Rückenlage Arhythmie und Pulsverlangsamung.

Als eines der allerwichtigsten Symptome während aller Stadien der Krankheit muss ich noch erwähnen den

Brustkrampf, Angina pectoris, Stenokardie.

Es ist dies ein mit enormem Angstgefühl, meist auch mit Atemnot verbundener Schmerz in der Herzgegend, in leichteren Fällen nur ein Gefühl von Druck und Beklemmung, eine unbestimmte Empfindung eines Drucks, einer Schwere über der Brust. Anfangs meist nur anfallsweise auftretend, kann sich später ein permanenter Zustand von Schmerz und Angst entwickeln. Huchard hat diesen Zustand status anginosus genannt.

Der typische Anfall beginnt mit einem stechenden, bohrenden, drückenden Schmerz in der Brustbeingegend.

In den meisten Fällen beschränkt sich der Schmerz aber nicht auf diese Gegend, sondern verbreitet sich längs der ganzen oberen linken Extremität bis in die Fingerspitze, besonders die des 4. und 5. Fingers, ferner nach der Gegend zwischen den Schulterblättern und längs dem Hals bis zum Kopf. Zuweilen strahlt der Schmerz nach der rechten Schulter und dem rechten Arm oder nach beiden Armen. Viele klagen über eigentümliche Sensationen, Kriechen, Stechen, Einschlafen der Glieder, Kältegefühl, zusammenschnürendes Gefühl am

Halse und schneidende Schmerzen in den obenerwähnten Verbreitungsgebieten, insbesondere im linken Arm und der linken Hand, dem eigentlichen Anfall vorausgehend. Die meisten Patienten sehen auffallend blass aus (vasomotorische Krämpfe der Haut). Nothnagel hat diesen Fall vasomotorische Angina genannt.

Während des Anfalles befällt die Kranken eine unbeschreibliche Angst und das Gefühl des unmittelbar bevorstehenden Todes. Dieses Angstgefühl, das charakteristisch für die echte Angina ist, äussert sich charakteristisch in der Haltung des Patienten. Er bleibt plötzlich stehen, wenn er sich, wie es oft eintritt, beim Eintritt des Anfalls in Bewegung befindet, die Augen sind unbeweglich, die Atmung hört auf, das Gesicht wird blass und von Schweiss bedeckt. Nach einer oder einigen Minuten nehmen die Symptome schnell ab und der ganze Anfall ist vorüber.

Meist werden die Fälle durch eine bestimmte Veranlassung, eine mehr minder grosse Anstrengung, Aufregung und Gemütsbewegung hervorgerufen, zuweilen aber auch ohne jede nachweisbare Veranlassung, selbst wenn der Kranke ruhig im Bett liegt, ja sogar wenn er schläft. Ein Patient erzählte mir, dass Anfälle immer dann auftreten, wenn er sich im Bett, eventuell sogar im Schlafe sich schnell umdrehte oder am Morgen, wenn er aus dem Bett steigen wollte.

Es ist nicht selten, dass bei Patienten das Treppen- oder Bergsteigen, das Aus- und Anziehen, Gehen gegen den Wind, Coites, Gemütsbewegung, solche Anfälle auslösen und zwar oft so schwer, dass sogar der Tod erfolgt (cfr. den Tod des russischen Generals Skobeleff). Bei einigen meiner Patienten, die häufig solche Anfälle hatten, war es mir durch Zufall ermöglicht, solche Anfälle zu beobachten. Ich habe aber weder in der Herzthätigkeit, noch im Puls irgend eine Veränderung nachweisen können, oder war sie so wenig bedeutend, dass sie nicht ins Gewicht fallen konnte. Die wenigsten Anfälle sind freilich der ärztlichen Beobachtung nicht zugänglich, denn gewöhnlich ist der Anfall vorüber, wenn der Arzt erscheint. In der Salpetière in Paris, in der viele alte Leute mit Cardiosklerose waren, habe ich die meisten Fälle beobachtet.

Schott[*], der selbst bei ziemlich vielen Fällen die Attaquen beobachtet hat, fand regelmässig bei allen Kranken, die er während des Anfalles direkt beobachtete, dass der linke Vorhof und die linke Kammer mässig dilatiert waren. Vor dem Anfall hatte er die Grösse des Herzens genau bestimmt. Hörte der Anfall plötzlich auf, so konnte er wahrnehmen, wie der stark erweiterte linke Vorhof und die mässig erweiterte linke Kammer auf ihre frühere Grösse zurückgingen. Die rechte Grenze des Herzens hatte die ganze Zeit hindurch fast ihre normale Lage. Dauerte der Anfall längere Zeit an, oder kam er nach einer kürzeren oder längeren Pause mit vermehrter Intensität wieder zurück, so erweiterte sich die linke Kammer beträchtlich und auch die rechte Herzhälfte bot eine mässige Dilation dar. Dauerte der Anfall noch länger, und war seine Intensität gross, so trat eine Erweiterung des Herzens sowohl nach rechts als nach links ein. Durch Auskultation konnte bei vielen Patienten nichts besonderes nachgewiesen werden, bei anderen wurden die Herztöne schwächer und unrein; auch Galopprhythmus wurde beobachtet."

Ich will dahin gestellt sein lassen, ob diese Beobachtungen richtig sind; Schott hat schon vieles veröffentlicht über wunderbare Vergrösserungen des Herzens in wenigen Minuten, was in der ärztlichen Welt wenig Glauben gefunden hat. Ich finde meine Beobachtung durch Leyden[**]) bestätigt, der ausdrücklich hervorhebt, dass man während der Fälle von Angina pectoris nur sehr wenig beobachten kann.

Nach den Anfällen sieht der Patient wieder ganz gut aus, wie ein Gesunder, während des Anfalls giebt das Stöhnen und Pressen, die Stärke des Angstgefühls, der Gesichtsausdruck genügend Anhaltspunkte für die Beurteilung der Intensität der Gefahr. Das Gesicht ist von kaltem Schweiss bedeckt, blass, ebenso auch die Extremitäten; die Urinausscheidung ist während des Anfalls meist bedeutend vermehrt. Der Puls ist zuweilen kleiner, zuweilen grösser und stärker als gewöhnlich; Frequenz meist erhöht, zuweilen verlangsamt, meist intermittent und regelmässig.

---

[*] Schott, Deutsche Mediz Zeitung 1888 Nr 35—38
[**] Leyden, Zeitschrift für klin Medizin 1884. Bd VII. S. 459, 539.

Fränkel*) sagt, dass Veränderungen der Herzthätigkeit und des Pulses lange nicht immer nachgewiesen werden können, und dass die Abweichungen vom Normalen wohl zuweilen vorkommen, aber nicht in bedeutendem Grade. Huchard**) sagt, dass die Störungen von Seiten des Herzens wechselnd seien, zuweilen erscheine das Herz von dem heftigen Schmerz unberührt, seine Bewegungen seien normal, der Puls ruhig und regelmässig. In anderen Fällen werde die Frequenz der Herzschläge verlangsamt oder erheblich beschleunigt, sie sind schwach oder tumultuös, unregelmässig, intermittent. Bei dem schon oben erwähnten status anginosus, dem chronischen Zustand der angina pectoris treten nach Huchard alle Zeichen einer akuten Herzerweiterung mit Schwäche der Herzmuskulatur und Schwellungen an den unteren Extremitäten ein.

Wie schon bemerkt, habe ich bei den Anfällen von angina pectoris, die ich selbst zu beobachten Gelegenheit hatte, trotz der grössten Aufmerksamkeit und genauester fortgesetzter Untersuchung eine bemerkenswerte Veränderung der Herzthätigkeit und des Pulses nicht nachweisen können, selbst nicht bei einer älteren Dame, die in meiner Gegenwart während eines solchen Anfalles starb. Bei allen Untersuchungen während und zwischen den Anfällen hatte ich immer dasselbe gefunden, eine ruhige Herzthätigkeit, mässige Vergrösserung des linken Herzens und die übliche deutliche Accentierung des zweiten Aortentons.

Auch bei dem sogen. Status anginosus hatte ich drei Fälle längere Zeit beoabchtet; bei allen war die Herzthätigkeit die ganze Zeit hindurch fast unverändert, geringe Stauungserscheinungen hatten bei zwei schon länger sich gezeigt und während der letzten Tage nur ganz wenig zugenommen. Bei dem dritten stellten sich Stauungserscheinungen gar nie ein, nur in den letzten 2 Tagen wurde die Herzthätigkeit etwas unregelmässig; dieser litt etwa 14 Tage lang an einem permanenten ganz intensiven Schmerz mit Ausstrahlung nach dem linken Arm und dem charakteristischen Angstgefühl, bis der Tod ganz plötzlich eintrat.

---

*) Fränkel, Eulenburgs Realencyklopädie, III. Auflage, 1893, Bd I, 597 Verhandlung des Congresses für innere Med. 1891 Bd X, S 228
**) Huchard, Revue de méd. S. 285

Ueber die Pathogenese der Stenocardie sind viele Ansichten ausgesprochen worden, die näher zu erörtern zu weit führen würde. Das wahrscheinlichste ist, und nach dieser Richtung sprechen sich die meisten Autoren aus, dass die echte organische Angina durch eine verminderte Blutzufuhr nach dem Herzmuskel bedingt ist. Die Abnahme der Ernährung der Herzwand ist ihrerseits bedingt durch eine Verengerung oder Schluss der Kranzarterien, entweder bei ihrem Abgang von der Aorta (atheromatöse oder sklerotische Veränderungen in der Aorta, welche die Mündungen schliessen) oder während des Verlaufs. Hier wird die Lichtung des betreffenden Gefässes verkleinert und die Blutzufuhr vermindert. In der Ruhe genügt diese noch, um eine gewisse ruhige Herzthätigkeit zu unterhalten, sobald aber grössere Anforderungen an die Leistungsfähigkeit des Herzens gestellt werden, genügt die Blutzufuhr nicht mehr und der plötzliche Blutmangel im Herzen giebt sich durch die bekannten anginösen Symptome kund.

Von den französischen Autoren haben namentlich Potain[*], Huchard[**], G. Sée[***], die Lehre von der Blutarmut als nächste Ursache der stenokartischen Anfälle entwickelt. Fränkel[†] hat eine ähnliche Anschauung: „Andere male hingegen — und die hierher gehörigen Fälle stellen einen ganz erheblichen Bruchteil der Gesamtmasse dar — sind evidente Alterationen vorhanden, welche entweder in Verfettung, Bindegewebsentartung oder in Erkrankungen der Arterien und deren Folgen bestehen. Namentlich den letzteren ist von jeher eine grosse Bedeutung für die Pathogenese der angina pectoris beigelegt worden, was insofern nicht wunder nehmen kann, als die Sklerose der Kranzarterien, um die es sich hier wesentlich handelt, eine gar nicht seltene Teilerscheinung allgemein verbreiteter Arteriosklerose ist. Auch Leyden[††] stellt den Brustkrampf mit der Verkalkung der Kranzarterien in Zusammenhang. Den eigentlichen Herzschmerz leitet er aus entzündlichen Prozessen und Nekrotisierungen in den Herzmuskeln und den Nerven her, welche Prozesse die Verengerung der Kranzarterien darstellen.

---

[*] Potain, Dict. encyklopéd. Art. Anèmi Paris 1866. Bd IV. S. 347.
[**] Huchard, Revue de méd. S. 279, 469, 662, 745.
[***] G. Sée, Traite des maladies du coeur, Paris 1889. S. 327.
[†] Fränkel, Eulenburgs Realencyklopädie, 1894, Bd. 1 S. 609.
[††] Leyden, Zeitschrift für klin. Medizin 1884. Bd. VII. 560.

A. Weber*) erklärt sich den Brustkrampf durch einen Krampf der Arterien, schreibt aber doch den sklerotischen Veränderungen in den Kranzgefässen die wesentliche Rolle beim Entstehen des Brustkrampfes zu, da nach seiner Ansicht bei jedem Krampf einer Muskelarterie ein Schmerz eintritt, so nimmt er auch bei dem Brustkrampf eine Reizung der Kranzarterien an. Jedes Weiterschreiten des Verkalkungsprozesses ruft einen Krampf hervor, der Schmerz ist dann die unmittelbare Folge einer temperären Abnahme der Blutzufuhr zum Herzmuskel.

Anderen Autoren genügten die Verkalkungen der Kranzarterien, die Verengerung derselben und die dadurch verminderte Blutzufuhr zum Herzmuskel nicht, um den Brustkrampf zu erklären, da die genannten Erscheinungen permanent sind oder langsam fortschreiten, der Brustkrampf aber plötzlich eintritt und rasch vorübergeht; sie haben deshalb und zwar namentlich Potain und Huchard angenommen, dass ein Bedürfniss einer grösseren Blutzufuhr bei Körperbewegungen das veranlassende Moment sei, was in der That mit der Wirklichkeit gut übereinstimmt, da oft nachgewiesen werden kann, das körperliche Bewegungen manchmal ganz geringe, den Brustkrampf ausgelöst haben.

Auch die Annahme Webers von einem zufälligen Krampf in den Kranzarterien hat viel für sich, indem ja auch er den Blutmangel als die Hauptsache auffasst.

Bei dem status anginosus wird der Anfall permanent; die Gefässverengerung hat einen solchen Grad erreicht, dass sich eine andauernde, schlechte Versorgung mit Blut, eine Ischämie vorfindet. Eine direkt hervorgerufene Ursache ist dann nicht mehr nötig.

Nicht alle Anfälle von Brustkrampf verlaufen gleich, obschon die beiden charakteristischen Symptome, Schmerz und Angst, immer vorhanden sind. Der Schmerz ist sehr verschieden, von einer leicht peinlichen Empfindung bis zum bohrenden, schneidenden zusammenziehenden Gefühl, das lautes Wehklagen hervorruft; auch bleibt der Schmerz bald auf die Herzgegend beschränkt, bald strahl er nach allen Richtungen aus. Auch das Angstgefühl kann sich zuweilen so steigern, dass man den Tod nahe bevorstehen sieht. Zuweilen kommt auch noch eine mehr minder starke Atemnot dazu, die, streng genommen, nicht hergehört. Beide Symptome, Herzkrampf und Herzasthma, können bei demselben Patienten abwechselnd vorkommen und es ist häufig nicht möglich am Krankenbett den scharfen Unterschied fest-

---

*) Weber, de l'angine de poitrine, Paris 1893.

zuhalten, der von verschiedenen Autoren zwischen beiden Symptomen gemacht wird. Von diesem eigentlichen, man kann sagen, organischen Brustkrampf, sind die zu trennen, welchen keine wirkliche Veränderung der Kranzarterien zu Grunde liegt, sondern die nur auf einem Krampfzustand derselben beruhen, wodurch ebenfalls eine Blutarmut des Herzmuskels entsteht. Doch sind beide Formen sehr voneinander verschieden. Hört der Krampf auf, ist die Gefässlichtung wieder normal, kann die Ernährung des Muskels in völlig normaler Weise stattfinden — man nennt diese Angina, Pseudoangina, sie kommt oft bei starken Leuten vor. Sie klagen über Schmerz und Drücken in der Herzgegend, das Angstgefühl ist aber selten. Diese Form kommt auch bei nervösen und hysterischen Leuten vor.

Barié*) beschreibt auch eine sogenannte dyspeptische Angina. Nach der Mahlzeit, auch wenn diese sehr einfach gewesen ist, leiden die Patienten an Atembeschwerden; es ist also eher Atemnot als wirklicher Druck. Gleichzeitig fühlen sie im Epigastrium eine gewisse Vollheit, etwa wie wenn ein Gewicht die Brust zusammendrückte; dieses Gefühl wird von schmerzhaften Empfindungen begleitet, welche nach der linken Seite in die ganze obere Extremität bis zum Handgelenk ausstrahlen. Letzteres ist oft Sitz einer eigentümlichen Empfindung von Zusammenschnürung. Oft nimmt der Druck zu, die Pulsfrequenz wird verlangsamt, das Gesicht und die Extremitäten werden kalt oder von einem klebrigen Schweiss bedeckt, der Rückenschmerz wird stechender und Bewusstlosigkeit kann eintreten. Gleichzeitig wird Dilatation der rechten Herzhälfte beobachtet. Der Unterschied zwischen der dyspeptischen und der echten Angina liegt darin, dass der Anfall bei jener weniger heftig ist und länger dauert, dass der Schmerz vor dem Herzen und nicht hinter dem Sternum lokalisiert ist, dass die Sensation mehr den Charakter von Vollheit, als Zusammenziehen, Zusammenpressen oder dergl. hat. Doch muss ich darauf aufmerksam machen, dass auch bei der echten Angina der Schmerz in das Epigastrium verlegt wird, von wo er dann in vielerlei Weise ausstrahlen kann. Es ist deshalb notwendig, die sogen. Cardialgien bei den Arteriosklerotikern genau zu analisieren. Man wird dann häufig finden, dass ein dyspeptisches Symptom in der That ein anginöses war.

Edgren erzählt einen Fall von einem 65jährigen Seeoffizier, der seit längerer Zeit Schmerzen in der linken Gegend klagte, die besonders bei Bewegung hervortraten. Später wurden sie sehr stark und kamen auch in der

---

*) Barié (Revue de méd 1883 S. 21).

Herzgegend vor. Schliesslich wurde fast jede Bewegung unmöglich, Herzinsufficienz mit Wassersucht trat ein und der Kranke starb. Bei der Sektion konnten noch hochgradige Veränderungen in den Kranzarterien, Verengerungen ihrer Lichtung und sklerotische Herde im Herzfleisch nachgewiesen werden. In diesem Fall waren nach Edgren die Rückenschmerzen anginöser Natur.

Veränderung an den Aortenklappen.

Wenn die sklerotischen Prozesse in dem Herzmuskel, im Klappenapparat und im Anfangsteil der Aorta auftreten, entstehen Insufficienz, Untüchtigkeit der Klappen und Stenose der Mündungen, welche dieselben Funktionsstörungen wie die Insufficienz und Stenose, die auf einer Endokarditis beruhen, veranlassen. Teils sind sie organisch, teils relativ, zuweilen, wenn auch selten, kommen auch Geräusche vor.

Mit grosser Vorliebe lokalisieren sich die arteriosklerotischen Prozesse an den Aortenklappen und Aortenmündungen. Hierdurch entstehen Insufficienz oder Stenose, Verengerung oder eine Kombination beider. Die Mitralklappe wird selten ergriffen.

Unter relativer Insufficienz versteht man eine so starke Erweiterung der Oeffnung, dass die Klappen nicht mehr zu schliessen vermögen, oder in Bezug auf die atrio-ventricular Oeffnungen dadurch, dass die betreffende Kammer so stark erweitert wird, dass die Papillarmuskeln zu kurz werden und den Schluss der Klappen verhindern. Oft treffen beide Veränderungen zusammen und dann erscheint die Insufficienz um so leichter. Eine relative Stenose erscheint in der Aortenmündung durch eine starke Erweiterung der aufsteigenden Aorta in der Mitralöffnung, durch eine bedeutende Erweiterung der linken Kammer. In beiden Fällen können die Oeffnungen als stenosiert, als verengt angesehen werden, namentlich im Verhältnis zu den vor denselben liegenden erweiterten Abschnitten des Kreislauf-Apparats. Bei den relativen Insufficienzen und Stenosen finden sich für gewöhnlich keine anatomischen Veränderungen an den Klappen oder in den Mündungen. Es ist bekannt, dass sklerotische Veränderungen im Herzen und der Aorta für eine Erweiterung disponieren. Daher sind auch die relativen Insufficienzen und Stenosen bei Cardiosklerose und chronischer Aortitis sehr häufig. Relative Insufficienz in den Aortenklappen habe ich sehr häufig beobachtet, Fälle von relativer Insufficienz der Pulmonalklappen höchstens 10 mal.

Eine Reihe von Autoren, so Josefson, Pawinski*) und Gouget**) haben von relativer Insufficienz der Pulmonalklappen berichtet. Auch relative Stenose der Aortenmündung kommt nicht selten vor, davon ist wohl manchmal das systolische Geräusch über der Aortenmündung bei Dilatation der Aorta verursacht.

Für die Diagnose der Klappen- und Mündungsfehler gelten die gewöhnlichen Regeln. Die einfache Aorteninsufficienz stellt bei Arteriosklerotikern den gewöhnlichen Klappenfehler dar. Die Diagnose ist leicht, da ein reicher Symptomkomplex zur Verfügung stellt. Nicht so leicht ist die Diagnose der einfachen Verengerung der Aortenmündung, da es eben sehr schwer ist, zu entscheiden, ob eine relative oder wirkliche Stenose vorliegt. In letzterem Falle muss eine Erweiterung der Aorta nachgewiesen werden können, die Vergrösserung der linken Herzkammer spricht für eine organische Verengerung der Mündung, kann aber auch von anderen Umständen hervorgerufen werden.

Auch bei Mitralinsufficienz und Stenose der Mitralöffnung ist es schwer zu entscheiden, ob es sich um eine relative oder durch Klappenveränderung entstandene Insufficienz handelt. Sonst bieten sie ja im allgemeinen sehr charakteristische Symptome dar.

Nach Edgren deutet ein ausgezogenes systolisches Geräusch an der Herzspitze in mehr vorgeschrittenem Stadium der Krankheit auf eine relative Insufficienz, vor allem, wenn eine Erweiterung nachgewiesen werden kann. Verschwindet das Geräusch später, nachdem durch Bettliegen und Digitalis das Herz leistungsfähiger geworden ist, so ist es als ziemlich sicher anzunehmen, dass eine relative Insufficienz vorgelegen ist.

---

*) Pawinski, Deutsches Archiv für klin. Medizin 1894 Bd III S. 519.
**) Gouget, Revue de méd. 1895. S. 768

Eine Tricuspidal-Insufficienz bietet im positiven Venenpuls am Halse, im Puls der Lebervenen und im systolischen Blasengeräusch über dem unteren Teil des Sternum so charakteristische Symptome, dass ein Zweifel kaum möglich sein kann. Diese Insufficienz ist fast immer relativ.

Die klinische Diagnose der kombinierten Klappen- und Mündungsfehler ist immer unsicher. Dies gilt natürlich auch von den durch sklerotische Prozesse entstandenen Fehlern.

Accidentelle Geräusche können bei Arteriosklerose auch vorkommen, aber sehr selten, und man muss sich immer überzeugen, ob ein solches Geräusch nicht immer mit organischen Veränderungen am Herzen zusammenhängt.

Die atheromatösen Prozesse greifen ziemlich oft die Aorta an, besonders die aufsteigende Aorta und den Aortenbogen, zuweilen ist die Krankheit lange Zeit nur auf diesen Punkt beschränkt, und ich habe in einer ganz überwiegenden Mehrzahl der Fälle gerade die allerersten anatomischen Verändederungen auftreten sehen. Es kann also der chronischen Aortenentzündung der

Aortitis

eine gewisse Selbständigkeit zuerkannt werden.

Der erste war Huchard*), der die Symptome ausführlich und treffend geschildert hat. Auch Curschmann**) hat eine wertvolle Schilderung der Krankheit entworfen; doch ist sie in den meisten Fällen eine Teilerscheinung der Arteriosklerose, indem die Veränderungen auf die Aortenklappen und Aortenmündungen sich ausdehnen, wodurch Insufficienz und Stenose, oder alle beide entstehen.

Sehr verhängnisvoll wird es, wenn diese Veränderung auf der Innenseite der Aorta um die Mündungen der Kranzarterien herum sich lokalisieren, was ich sehr häufig beobachtet habe, und worüber auch in der Litteratur, namentlich von Huchard und Curschmann, Fälle verzeichnet sind. Zuweilen ist die ganze Aorta frei und die Verkalkungen sitzen nur an den Kranzarterienmündungen. Hierdurch werden die Eingänge derselben hochgradig verengt und dadurch wird dann der Tod der Patienten meist sehr frühzeitig herbeigeführt.

---

*) Huchard, Progrès médic 1892 S. 183, 217, 260, 283, 301, 317, 441.
**) Curschmann, Arbeiten aus der medizin Klinik zu Leipzig 1893 S 248

Ferner wird durch die arteriosklerotischen Prozesse die Widerstandskraft der Gefässwand ganz bedeutend herabgesetzt, was eine mehr weniger starke Erweiterung der aufsteigenden Aorta und des Aortenbogens zur Folge hat. Auch die umschriebenen Erweiterungen, die Aneurysmen, haben oft diese Pathogenese.

Die klinische Diagnose der chronischen Aortenentzündung ist sehr schwer und unsicher, so lange nicht Erweiterung, Verlängerung der Aorta oder Deformation und Destruktion der grossen Arterienmündungen eingetreten sind. Solange ist nur eine Wahrscheinlichkeitsdiagnose möglich, da die Symptome sehr unsicher sind.

Die wichtigsten Symptome chronischer Aortitis und der Aortenerweiterung sind folgende:

a) Klingender zweiter Aortenton.

„Huchard*) bezog ihn auf Aortenerweiterung, ebenso Mussy**). Rosenbach***) erklärt die Erscheinung aus einer verbesserten Resonanz, besonders bei Starrheit der Aortenwand. Schon Bamberger†) kannte diese Erscheinungen und erklärt sie aus einer vorhandenen Erweiterung der Aorta mit gleichzeitiger Verkalkung der Wand. Curschmann findet die Ursache in anatomischen Veränderungen, ihm genügt die Erweiterung allein nicht. Bei den meisten Fällen, sagt Curschmann, wo sich] der sklerotische Prozess über die ganze aufsteigende Aorta und noch weiter diffus ausgebreitet hat, entwickelt sich bald, oft schon nach den ersten Wochen eine gleichförmige deutliche Erweiterung, welche auch den Klappenring umfasst. Die nächste Folge ist eine entsprechende Dehnung der Klappen, wodurch diese trotz der Dilatation es noch vermögen, die Oeffnung zuzuschliessen. Bei ihrem Schluss verhalten sich die Klappen, die in dieser Weise gedehnt und vergrössert sind, in akustischer Hinsicht anders als die unveränderten Aortenklappen."

Edgren sagt, ohne dass eine Drucksteigerung vorliegt, wird ein Eindruck von Accentuierung des zweiten Aortentones erhalten; die Starre der Aortenwand und die Erweiterung geben dem Ton den eigentümlichen Klang.

---

*) Huchard, Revue de médecine S. 433.
**) Gueneau de Mussy, Arch. gén. de méd. 1872 Bd II S. 139.
***) Rosenbach, die Krankheiten des Herzens. 1893. S. 347.
†) Bamberger, Lehrbuch der Krankheiten des Herzens Wien 1857. S 71.

b) Die Pulsation in der Gegend des Schlüsselbeins. Durch die Erweiterung des Aortenbogens wird seine obere Wand höher nach oben geschoben und also im Jugulum palpabel.

c) Eine Dämpfung über dem oberen Teil des Brustbeins tritt ein, wenn die Erweiterung erheblicher ist; diese erstreckt sich oft nach rechts ausserhalb des Brustbeinrandes in den zweiten und dritten Zwischenrippenraum.

d) Traube*) hat darauf aufmerksam gemacht, dass bei Aortenentzündung eine bedeutende Ortsveränderung der Herzspitze eintritt, wenn der Patient eine linksseitige Lage einnimmt, wobei der Spitzenstoss von der Mammillarlinie bis zur Axillarlinie vorrücken kann.

e) Der schon erwähnte pulsus differens spricht dann ganz entschieden für einen atheromatösen Prozess in der Aorta, wenn an den peripheren Gefässen solche Veränderungen ausgeschlossen werden können, durch welche eine Verschiedenheit des Pulses auf beiden Seiten hervorgerufen werden kann.

f) Ein systolisches Geräusch über der Auskultationsstelle der Aortenmündung; dieses kann für eine organische oder relative Stenose der Aortenmündung sprechen. Beide Zustände können durch atheromatöse Prozesse in der Aorta hervorgerufen werden, jener durch Uebergang des Prozesses auf die Aortenmündung, dieser durch Erweiterung der Aorta, wobei dann die normale Oeffnung relativ zu eng wird. Das Geräusch ist gewöhnlich rauh und ausgezogen, wird längs den Halsgefässen fortgepflanzt, im Jugulum über der Spitze des Aortenbogens und meist im Rücken zwischen den Schulterblättern gehört. Einige Autoren, so Curschmann, haben angenommen, dass dieses Geräusch auch in der Aorta selbst, unabhängig von einer organischen oder relativen Verengerung der Mündung lediglich auf Grund der atheromatösen Prozesse an der Innenseite des Gefässes entstehen könne.

g) Dieser atheromatöse Prozess in der Aorta kann durch Veränderungen an den Aortenklappen selbst oder durch Erweiterung ihres Anheftungsringes eine Untüchtigkeit der Aortenklappen hervorrufen, im ersten Falle absolute, im zweiten relative Insufficienz. Diese bieten das für Aorteninsufficienz charakteristische diastolische Geräusch und die übrigen diesem Klappenfehler eigentümlichen Symptome von seiten des ganzen Gefässsystemes dar.

Ein fast immer gleichzeitig vorhandenes, rauhes, lautes, systolisches Geräusch an der Spitze ist entweder Zeichen der Erkrankung des Herzmuskels selbst oder es ist von der Aorta her fortgeleitet.

Beide Geräusche werden oft über den ganzen Brustkorb vorne und hinten gehört. Die übrigen Symptome, Stechen, Atemnot, Brustkrampf,

---

*) Traube, Gesammelte Beiträge, Berlin 1878, Bd. III, S. 179, 180.

rheumatische Schmerzen sind nicht charakteristisch für die Aortenentzündung, da sie auch sonst bei Arteriosklerose vorkommen.

Aneursymen,
circumscripte Erweiterungen, entstehen, wenn die chronische Aortitis ausschliesslich oder vorzugsweise auf einer umschriebenen Stelle der Aorta lokalisiert ist.

Der weitere Verlauf der Gefässveränderungen.

Schreitet das Leiden weiter, so treten bald die dauernden Veränderungen am Gefässapparat in den Vordergrund. Der Puls wird immer härter, erscheint oft drahtähnlich gespannt. Alle Arterien sind geschlängelt; dies ist namentlich an den Schläfenarterien und den arteriae radiales sichtbar. Die Kranken klagen viel über Herzklopfen, der zweite Ton hört sich laut paukend, oft klingend an und häufig treten die obenerwähnten Symptome am Augenhintergrund auf.

Die Farbe des Gesichtes, in der Ruhe blass, bekommt nach den geringsten körperlichen Anstrengungen eine bläuliche Beimischung, die in schwereren Fällen auch schon in der Ruhe vorhanden ist. Katarrhe und Husten treten immer häufiger auf und der in den Anfangsstadien stark vermehrte Urin nimmt fortgesetzt ab.

Bei dem Herzen findet man statt der Hypertrophie die Symptome der Erweiterung. Der vorher verstärkte zweite Aortenton nimmt eine ausgeprägte metallische Klangfarbe an. Die oben erwähnten systolischen und diastolischen Geräusche treten immer lauter und deutlicher hervor. Ueber die jetzt eintretenden Veränderungen des Pulses haben wir bereits weiter oben gesprochen. Meist ist derselbe beschleunigt, wenn aber eine stärkere Verdickung der Wand sich ausgebildet hat, also bei rigiden Arterien und noch relativ kräftiger Herzthätigkeit nimmt er beträchtlich ab. Er wird nun meist unregelmässig, behält aber noch lange den Charakter der sogen. erhöhten Spannung bei; auch bleiben die Arterien verhältnismässig lange gut gefüllt, doch muss man sich vor Irrtümern hüten, weil die Verdickung der Wand oft eine stärkere Füllung vortäuscht. Ein langsam ansteigender Puls, pulsus tardus, ist, wenn auch nicht vollständig für allgemeine lokale Arteriosklerose des Aortenursprungs, die Verkalkung der Klappen und die Stenose der Aortenmündung charakteristisch. Dass die Bradykardie, der abnorm langsame Herzschlag, weniger der allgemeinen Arteriosklerose als vielmehr den Veränderungen an den Kranzarterien und der daraus resultierenden Herzmuskeldegeneration zukommt, habe ich schon weiter oben auseinandergesetzt.

Tritt sie jedoch bei allgemeiner Arteriosklerose auf, so ist dies nach Rosenbach ein Zeichen, dass der centrale Hemmungsapparat des Herzens gereizt ist, oder der Ausdruck einer intensiveren wesentlichen Arbeit am Herzmuskel selbst, die eine grössere Pause für den Betrieb im Herzgewebe selbst nötig macht. Dass plötzliches Auftreten der Bradykardie sehr gefahrdrohend ist, habe ich schon weiter oben auseinandergesetzt.

Die Anfälle von Atemnot, die sonst nur bei heftigen Gemütsbewegungen oder grösseren körperlichen Anstrengungen aufgetreten sind, häufen sich und verlängern sich immer mehr, die Kopfschmerzen und sonstige Gehirnbeschwerden erreichen eine beängstigende Höhe, immer mehr verdicken die Arterien. Die Verdauung liegt darnieder, tiefste Abmagerung und Cachexie tritt ein, die Gesichtsfarbe wird gelb, es stellen sich die Erscheinungen der schwersten Stauungen im Lungen- und Körperkreislauf ein, an die sich nach mancherlei, oft auffallenden, aber vorübergehenden Besserungen und Verschlimmerungen der tödliche Ausgang einstellt. Dieser erfolgt entweder plötzlich in einem Anfall von Brustkrampf oder unter allmählicher Ausbildung einer grössten Herzerweiterung. In den späteren Stadien finden sich stets anatomische Veränderungen in der Lunge, Bronchialkatarrhe, akutes, kongestives oder Stauungsödem der Lunge, Infarcte, Brustfellentzündungen oder Transsudation (Ausschwitzung) in die Pleurasäcke, die oft die Grundlage oder Begleiterscheinungen der schweren Anfälle sind.

Est ist von grossem Wert, noch die allerersten Symptome der beginnenden Herzerschlaffung zu kennen. Dieselben zeigen sich bei verschiedenen Menschen an verschiedenen Stellen. Edgren schreibt darüber: „Im allgemeinen bieten die unteren Extremitäten die ersten Spuren von Oedem dar. Des abends findet man um die Fussknöchel herum, am Fussrücken und auf der Innenseite des Tibia eine leichte Anschwellung, die am folgenden Morgen vollständig verschwunden ist. Nicht selten stellt auch eine Leberanschwellung das erste Symptom einer anfangenden Stauung dar. Bei anderen Patienten erweckt eine stärkere Atemnot schon bei sehr geringfügigen Bewegungen die Aufmerksamkeit des Arztes; werden die Lungen jetzt untersucht, so findet man Rasselgeräusche in ihren untersten Teilen. Bei anderen erregen Veränderungen im Harn die Aufmerksamkeit des Patienten und des Arztes. Der Harn ist spärlich, bekommt eine dunklere Farbe und am Boden des Nachtgeschirres setzten sich Salze reichlich ab. Bei der Untersuchung beobachtet man ein höheres specifisches Gewicht, Vorhandensein von Eiweiss — wenn der Harn nicht früher eiweisshaltig war, — und erhöhte Eiweissmengen, wenn schon vorher Asbuminurie vorkam.

Schon diese Symptome genügen, um das Vorhandensein einer leichten Insufficienz zu konstatieren; die Untersuchung des Herzens selber bestätigt in der Regel die Diagnose."

Die klinischen Formen der Arteriosklerose.

Wie wir aus den bisher Geschilderten entnehmen konnten, sind die klinischen Aeusserungen der Arteriosklerose äusserst zahlreich und wechselnd. Die Variationen des Verlaufs und der Symptome sind bei den einzelnen Fällen höchst beträchtlich. Massgebend ist besonders die Lokalisation des sklerotischen Prozesses. Bei den meisten Fällen ist die Krankheit auf grosse Gefäss- und Organgebiete verbreitet, doch immer sind vorzugsweise gewisse Organe angegriffen, infolgedessen gewisse Symptomkomplexe dem speciellen Falle während eines grossen Teils seines Verlaufs ein charakteristisches Gepräge geben. Im späteren Verlauf treten diese klinischen Ungleichheiten zurück, wobei dann meist die Herzsymptome in den Vordergrund treten und die meisten der arteriosklerotischen Patienten sterben an Herzinsufficienz oder Herzlähmung. Weniger zahlreich sind diejenigen Patienten, welche in einem verhältnismässig frühen Stadium der Krankheit Gehirnaffektionen erliegen; noch andere sterben an einer Insufficienz, Untüchtigkeit der Niere. Bei allen diesen Patienten spielen interkurrente Krankheiten eine grosse Rolle, lange bevor die arteriosklerotischen Veränderungen so weit gediehen sind, dass sie einen tödlichen Ausgang hätten hervorrufen können. Ich habe, dem Beispiel verschiedener Autoren folgend, auch die von mir behandelten Fälle in 4 Rubriken eingeteilt: die allgemeine Arteriosklerose, wozu namentlich auch die senile, die Alterssklerose, die physiologische Form gehört, die cardiale, im Herzen lokalisierte, die renale, in den Nieren sich abspielende, und die cerebrale, Gehirnsklerose. Edgren nimmt auch eine praessklerotische Form an, worin ich ihm vollständig folgen möchte.

I. Die allgemeine und senile oder physiologische Form.

Hier spielen all diese vielen Ursachen mit, die ich oben auseinandergesetzt habe. Wenn die Arteriosklerose jüngere Individuen betrifft, so waren natürlich diese Ursachen wesentlich verstärkt; diese alle gehen schliesslich früher oder später an einer der drei anderen Formen, welche sich besonders stark entwickelten, zu Grunde. Anders ist es mit der senilen Form; hier werden intensiver wirkende Causalmomente vermisst. In den anamnestischen Angaben dieser Patienten findet sich nichts Bemerkenswertes. Meist haben sie ein hohes

Alter erreicht; oft werden auch akute Infektionskrankheiten zu irgend einer Zeit des Lebens erwähnt, auch anstrengende Arbeit über viele Jahre hinaus, selten wird Syphilis oder starker Alkohol- oder Tabakmissbrauch angenommen.

Der wichtigste Faktor ist hier, wie ich schon weiter oben hervorgehoben, das hohe Alter. Für diese Fälle ist charakteristisch der grosse Gegensatz zwischen den stark ausgeprägten Verkalkungsvorgängen, in den der Inspektion und Palpation zugänglichen Arterien einerseits und den unbedeutenden Funktionsstörungen in den inneren Organen. Die Schläfenarterien sind meist stark gewunden, zuweilen wie ein Strang hart und fest; eine Pulsation kann in ihnen kaum nachgewiesen werden. Die Radialarterien sind hart, verkalkt, perlbandähnlich, so dass eine Pulsation in ihnen kaum nachgewiesen werden kann. Bei mageren Patienten kann man die Arterie oft bis in die Achselhöhle hinauf verfolgen und sich durch Sehen und Tasten von der bedeutenden Veränderung der Arterienwand überzeugen. Auch die Schenkelarterie und andere Arterien der Füsse zeigen zuweilen, wenn auch selten, ausgeprägte Veränderungen.

Die meisten Patienten fühlen sich gesund. Man findet meist so per Zufall die Arteriosklerose, wenn man wegen einer anderen Krankheit gerufen wird. Die Hauptklagen sind Müdigkeit und allgemeine Schwäche, die in stiller Ergebenheit dem hohen Alter zugeschoben werden; bei anstrengenden Bewegungen sind sie öfter von leichter Atemnot beschwert, zuweilen husten sie mit spärlichem Auswurf; auch über Gedächtnisschwäche, Schwindel und Ohrensausen wird geklagt. In den inneren Organen findet man bei der inneren Untersuchung nur unbedeutende Veränderungen. Das Herz wird zuweilen schwach vergrössert, zuweilen auch normal gefunden; der zweite Aortenton ist meist accentuiert, ab und zu etwas klingend. Die Herzthätigkeit ist meist unregelmässig, oft setzt ein Schlag aus oder ist er schwächer als der vorhergehende, oder tritt früher oder später als normal ein. Häufig kommen sie mit Stauungserscheinungen in Behandlung, die aber meist nach einigen Tagen Bettruhe verschwinden. Die meisten haben Lungenerweiterung und Rasseln in der Lunge.

Der Harn ist oft normal, meist aber vermindert mit kleinen Spuren von Eiweiss, die sich bei Stauungserscheinungen vermehren. Meist macht einer oder mehrere apoplektische Anfälle, Schlaganfälle, dem Leben ein Ende, zuweilen aber auch Herzinsufficiens oder Herzlähmung. Interkurrente Krankheiten sind sehr gefährlich und es fallen rasch verlaufenden Lungenentzündungen eine grosse Anzahl älterer Personen zum Opfer.

2. Die cardiale Form, die Herzform.

Diese Form der Arteriosklerose tritt meist bei wesentlich jungen Leuten auf. Im Alter von 25—55 Jahren. Die wichtigsten Ursachen sind Alkohol- und Tabakmissbrauch, hereditäre Veranlagung, übermässige körperliche und geistige Arbeit, Gemütsbewegungen, verkehrte Lebensweise, nicht aber, wie verschiedene Autoren, namentlich auch Edgren behaupten, die Syphilis. Dass sie eine gewisse Prädisposition dazu bildet, will ich nicht in Abrede ziehen, aber sie gar zu sehr an die Spitze zu stellen, womöglich als erste Ursache, vermag ich nicht zu bestätigen. Vielmehr glaube ich, wie schon in der Aetiologie erwähnt dass die unsinnigen Jod- und Quecksilberkuren, die oft gegen wirkliche oder vermeintliche Syphilis ins Feld geführt werden, das Entstehen der cardialen Form, namentlich durch Hervorrufen von endarteriitischen Prozessen in den Anfangsteilen der Aorta, welche die Kranzarterien ergreifen, begünstigen und hervorrufen. Vom Jod ist dies, wie ich ja weiter hervorgehoben habe, schon sicher nachgewiesen.

Charakteristisch ist für diese Form das Auftreten von stark ausgeprägten Symptomen von seiten des Herzens und der Aorta. Schon in frühester Zeit begegnen wir der Andeutung von Brustkrampf (angina pectoris) und Herzasthma, sehr beachtenswerte Herzsymptome, die oft übersehen werden, zum grossen Schaden der Patienten. Die Zeichen des erhöhten arteriellen Drucks stellen sich sehr frühzeitig ein, oft schon in den zwanziger Jahren. Ja ich habe mehr als 20 Fälle gesehen von Kindern zwischen 10 und 20 Jahren, drei unter 10, welche die ausgesprochenen Symptome des oft ganz enorm erhöhten arteriellen Drucks darboten. Bei weiteren Nachforschungen ergab sich meist, dass die Eltern an hochgradiger Neurasthenie oder auch an Herzleiden laboriert hatten; bei einigen hatten die Mütter während der Schwangerschaft schwere Krankheiten oder auch schwere Gemütsbewegungen durchgemacht, oder auch übermässig arbeiten müssen. Später tritt eine Herzvergrösserung auf, die enorm hohe Grade erreichen kann. Fehler der Klappen und Mündungen des Herzens kommen sehr häufig vor, besonders werden die Aortenklappen und die Aortenmündungen, weit seltener die Mitralklappen und Mündungen von sklerotischen Aenderungen betroffen; später treten meist relative Insufficienz und Stenose auf. Typische Anfälle von Brustkrampf und Herzasthma treten massenhaft auf, wenn die Krankheit ihre volle Entwicklung erreicht hat. Die Herzthätigkeit ist ab und zu unregelmässig, rhythmus bigeminus, trigeminus u. s. w. werden beobachtet. Symptome, welche auf chronische Aortitis und Aortendilation, Erweiterung der Aorta hinweisen (cfr. oben), können schon in frühen Stadien der Krankheit auftreten und das Krankheitsbild lange beherrschen.

Später spielt die Herzinsufficienz die Hauptrolle. Stauungssymptome vielfacher Art, wie wassersüchtige Anschwellungen, Oedeme, Herzbeutelwassersucht, ferner Leberanschwellung, Gelbsucht, Verdauungsstörungen, Veränderungen im Harn, Lungenödem, treten auf. Anfangs gelingt es noch, durch Bettruhe, geeignete Diät und Herztonika diese Symptome zu beseitigen; anfangs kommen sie in grösseren Zwischenzeiten, später immer öfter wieder zurück und werden endlich permanent.

Der Harn hat schon sehr früh Eiweissspuren, später ist der Eiweissgehalt konstant, die Quantität aber meist nicht bedeutend; bei eben bestehenden Stauungen ist der Eiweissgehalt immer stark vermehrt. Cylinder und andere geformte Bestandteile finden sich selten. Augensymptome, wie Netzhaut und Aderhaut kommen häufig vor, sicher viel häufiger als bisher faktisch nachgewiesen worden ist.

Im letzten Stadium tritt gewöhnlich das Cheyne-Stoke'sche Atmungsphänomen auf, bei dem oft eine lange Pause im Atmen eintritt, welcher dann einige rasche Atemzüge folgen; auch Verdichtungen (Infarkte) und Verstopfungen, Embolien in den Lungen, den Nieren und dem Gehirn u. s. w. sind in den letzten Stadien der Krankheit sehr häufig, doch kommen auch Lungeninfarkte schon ziemlich frühzeitig vor.

Die Krankheit nimmt meist einen sehr raschen Verlauf. Wenn die Krankheitssymptome vollständig entwickelt sind, tritt der Tod nach 2—3 Jahren sicher ein; doch kommen auch manche Ausnahmen sowohl kürzer als auch länger dauernd vor. Die so oft vorkommenden Todesfälle von Männern in mittleren Jahren, welche kurz vorher keine oder nur unwesentliche Symptome gezeigt haben, sind zum grossen Teil von Veränderungen im Herzen und dessen Arterien bedingt. Auf der anderen Seite kenne ich Patienten, die mit stark hervortretenden Herzsymptomen und bei oft starker, aufreibender Arbeit jahrelang ein leidliches Dasein geniessen. Auch wenn schon ausgeprägtere Stauungssymptome sich gezeigt haben, kann oft das Leben noch einige Jahre gefristet werden. Der Tod tritt meist bei einem Anfall von Brustkrampf oder im status anginosus ein, seltener in Anfällen von Herzasthma, zuweilen auch besonders nach forcierter Anstrengung an einer Herzruptur. Herzlähmung oder plötzlicher Stillstand des Herzens ohne vorhergehende Anfälle von Brustkrampf oder Herzasthma sind sehr häufig die Ursache des Todes. Am häufigsten tritt der Tod nach einer länger dauernden Herzinsufficienz mit ausgeprägten und permanenten

Stauungssymptomen ein. Unter diesen Umständen sind die letzten Wochen des Lebens gewöhnlich sehr qualvoll. Viele sterben auch an einem Hirnschlag entweder gleich beim Anfall oder in der Regel nachdem einige leichtere Anfälle vorausgegangen sind.

3. Die Nierenform.

Auch sie kommt am häufigsten zwischen dem 40. bezw. zwischen dem 35. und 55. Lebensjahr vor. Meist ist die Ursache völlig unbekannt; angegeben werden öfters anstrengende Arbeit, schlechte hygienische Verhältnisse und vorhergegangene Infektionskrankheiten. Die Krankheit ist charakteristisch durch ziemlich früh erscheinende Veränderungen am Harn, die Menge ist, was den Patienten meist selbst aufgefallen ist, vermehrt; zuweilen bemerken sie zuerst eine Störung im Sehvermögen, durch welche die Krankheit meist vom Augenarzt zuerst diagnostiziert wird.

Anfangs ist die Harnmenge ziemlich bedeutend vermehrt, das spezifische Gewicht des Morgen- und Abendurins ist auffallend verändert; in dem geringen Bodensatz findet man nur ganz wenig geformte Bestandteile, einige hyaline Cylinder. Bei der Untersuchung der Augen findet man häufig die sogen. Retinitis albuminurica (Netzhautentzündung auf Eiweissausscheidung beruhend) und Netzhautblutungen. Meist beteiligt sich das Herz sehr früh an den Erscheinungen durch Herzklopfen und Atemnot. Das Herz zeigt sich dem Untersuchenden als vergrössert und der 2. Aortenton stark accentuiert; Zeichen von chronischer Aortenentzündung kommen öfters vor. Leichte urämische Symptome, wie Kopfschmerzen, Uebelkeit, Erbrechen, sowie Atemnot in Form des asthma uraemicum werden manchmal in frühen Stadien der Krankheit beobachtet. Wie schon bemerkt haben französische Autoren wie Picard und Huchard sich diese Atemnot von einer Intoxication verursacht vorgestellt. Diese Intoxication wird in solchen Fällen erzeugt durch eine verminderte Leistungsfähigkeit der Niere, welche die in den Körper eingeführten oder von ihm gebildeten Giftstoffe nicht mehr hinauszuschaffen im Stande ist. Doch möchte ich bemerken, dass diese toxische Atemnot bei Arteriosklerose auch bei ganz gesunden Nieren auftritt, wenn sie zu viel toxische Substanzen, wie dies bei ausschliesslicher Fleischdiät oder bei Genuss schlechter und verdorbener Speisen der Fall ist, konsumieren.

Diese Patienten sind meist mager; die Hautfarbe ist blass und die Bindehaut ist meist leicht gelblich gefärbt. Die Schläfenarterien sind stark erweitert und gewunden, die Radialarterien ebenfalls gewunden und mehr oder weniger hart, meist aber nicht verkalkt. Oft werden stark pulsierende Arterien an der ganzen oberen Extremität beobachtet. Die Halsschlagadern pulsieren sehr stark, derart, dass sogar der Kopf zuweilen sich gleichzeitig mit den Herzschlägen bewegt. Auf der vorderen Brustkastenseite sieht man deutlich die Herzbewegungen, der Spitzenstoss wird weit ausserhalb der Mammillarlinie gesehen und gefühlt. Oedeme und Austritt von Wasser in die Leibeshöhle wird ziemlich lange vermisst, doch stellen sich bei manchen schon ziemlich früh abendliche Schwellungen an den Knöcheln ein, die dann nachts wieder verschwinden. Oft klagen die Kranken über leicht auftretende Atemnot und äussern sich darüber, dass sie öfters bei Nacht aufstehen und jedesmal eine grosse Menge Wasser lassen müssen.

Im weiteren Verlauf treten stets die Herzsymptome an den Vordergrund, Herzasthma, Herzerweiterung mit relativer Untüchtigkeit der Mitralklappen, Herzinsufficienz und die lange quälende Reihe von Stauungssymptomen beherrschen das Bild. Bald tritt auch die schon mehrfach erwähnte Cheyne-Stoke'sche Atmung auf und die urämischen Erscheinungen kommen immer häufiger und anhaltender.

Die Krankheit verläuft sehr rasch; solange nur die Nierensymptome vorhanden sind, können sich die Kranken oft jahrelang relativ wohlfühlen und ihrem Berufe nachgehen; kommen aber die Herzsymptome an die Reihe, so schreitet die Krankheit rasch voran; der Zustand wird immer schlechter und die schweren Symptome der Herzinsufficienz, die Cheyne-Stoke'sche Atmung, schwere Anfälle von Urämie mit schwachen Zuckungen in einigen Muskelgruppen künden das Herannahen des Todes an. Dieser tritt meist ein unter den Erscheinungen der Herzinsufficienz und Stauung. Zuweilen verursacht auch die Untüchtigkeit der Niere mit urämischer Vergiftung den tödlichen Ausgang, oder macht ein erlösender Hirnschlag den oft furchtbaren Qualen ein Ende.

In späteren Stadien der Nierenform, wenn die Herzerscheinungen an den Vordergrund treten, ist es meist nicht mehr möglich, sie von der Herzform zu unterscheiden. In frühen Stadien dagegen sind die Differenzen meist bedeutend, besonders charakteristisch für die Nierenform ist die lange Dauer, während welcher die Nierensymptome an den Vordergrund treten, die Herzerscheinungen aber nur unbedeutend sind.

4. Die Gehirnform.

Diese tritt vorzugsweise bei etwas älteren Patienten auf, mehr nach den 50er Jahren, meist nach 60. Zuweilen kommt die cerebrale Form auch in ganz jungen Jahren vor, dann aber scheint häufig die Syphilis Ursache zu sein. Auch der Alkohol scheint eine gewisse Rolle zu spielen; bei den meisten freilich findet man keine bestimmte Ursache, sie sind in der Regel schon ziemlich alt.

Charakteristisch ist diese Form durch das sehr frühzeitige Auftreten von Gehirnerscheinungen, Schwindelanfällen, Ohrensausen, leichten Formen von Sprachstörungen, Einschlafen eines Armes oder Beines. Nach diesen Vorboten oder auch ohne dieselben erscheint oft plötzlich eine Hemiplegie, Halblähmung. In anderen Fällen nehmen alle geistigen Fähigkeiten langsam ab, insbesondere das Gedächtnis, so dass ein Zustand von mehr minder ausgeprägter Demenz auftritt. Häufig gehen den Gehirnerscheinungen auch Symptome von seiten der Niere oder des Herzens voraus, kürzere oder längere

Zeit, die Patienten selbst aber datieren ihre Krankheit erst von dem Auftreten der eigentlichen Hirnsymptome. Objektiv finden wir bei der cerebralen Form Halbseitenlähmungen, zuweilen auch solche, die auf beiden Seiten auftreten, Sprachlosigkeit, Sehstörungen, Netzhautblutungen, chronische Entzündung der Netz- und Aderhaut, Atrophie des Sehnerven, Beschränkung des Gesichtsfeldes etc. Auch bei dieser Form treten die Herzsymptome an den Vordergrund, Atemnot, Herzvergrösserung, Klappenfehler, unregelmässige Herzthätigkeit, Herzasthma, Zeichen von chronischer Aortenentzündung und Erweiterung der Aorta, Veränderungen des Harns, Eiweissausscheidung stellt sich meist sehr frühzeitig ein.

Der Verlauf ist ein sehr verschiedener, häufig sind schon andere Symptome vorausgegangen, die auf Sklerose hinweisen mussten, die aber nicht beachtet wurden, bis dann auf einmal ein Schlaganfall eintrat, von dem das weitere Leiden dann abgeleitet wurde. Zuweilen können die Gehirnerscheinungen auch wieder auf Jahre zurückgehen und sich dann andere Symptome von seiten der Niere und des Herzens entwickeln, welche dann das Krankheitsbild beherrschen.

Oft sterben die Kranken bei dem ersten Schlaganfall oder dem darauffolgenden zweiten, meist aber erst nach wiederholten Anfällen, zuweilen macht auch eine Insufficienz des Herzens oder der Niere dem Leben ein Ende. Schon das früheste Stadium der Arteriosklerose des Gehirns kennzeichnet sich durch alle möglichen Symptome. In den ersten Stadien, speziell solange die Arterien und das Herz noch verstärkt arbeiten, finden wir häufig eine Blutüberfüllung, eine Hyperämie des Gehirns, besonders bei Individuen von gedrängtem Körperbau und kurzem Hals, aber auch zarte, schlanke Menschen haben in diesem Stadium oft nach jeder Mahlzeit und körperlicher Anstrengung ein gerötetes Gesicht und Hitze und Klopfen im Kopf bezw. Gehirn. Anfangs treten diese Zustände nur bei den erwähnten Veranlassungen auf, bald aber werden sie dauernd und stellen sich bei dem geringsten Anlass ein. Auch dauernde geistige Ueberanstrengung kann eine dauernde arterielle Blutüberfüllung des Gehirns und dadurch schliesslich Veränderungen und Verkalkungen der Gehirngefässe herbeiführen. Meist klagen die Kranken über eine Fluxion, eine akute Congestion nach dem Gehirn; es wird ihnen plötzlich heiss, die Hitze steigt ins Gesicht, in den Kopf, sie fühlen ein Pochen in den Schläfen, am Hals und auch im Kopf, es flimmert und flunkert vor den Augen; Kopfschmerzen und Schwindel treten dazu und zuweilen wird auch das Bewusstsein getrübt — nach einigen Minuten oder einer halben Stunde ist in leichteren Fällen die Attaque wieder vorüber. Während dessen ist das Gesicht und der Hals intensiv gerötet, die Bindehaut der Augen ist stark injiziert, die Haut fühlt sich am Kopf und besonders an den Ohren heiss an, der Puls ist verlangsamt oder beschleunigt und dabei voll und gespannt; die Halsschlagader und Schläfenarterien klopfen, die Pupillen sind meist verengt. Einige Autoren haben sogar in diesen frühen Stadien schlaganfallähnliche Attaquen gesehen mit vorübergehenden Lähmungserscheinungen oder selbst mit tödlichem Ausgang, ohne entsprechenden Hirnbefund. Doch ist es keineswegs erwiesen, dass gewöhnlich Blutüberfüllung Lähmungszustände bedingen kann. Zuweilen, namentlich bei Insufficienz der Aortenklappen infolge von Arterienentzündung oder Arterienerweiterung kommt es auch zu einer Stauungshyperämie im Gehirn im Gegensatz zu der vorher erwähnten aktiven Hyperämie. Die Symptome derselben sind Schläfrigkeit oder Schlaflosigkeit, Kopfdruck, der sich beim Husten steigert, Schwindel, Apathie, Somnolenz, leichte Verwirrtheit; diese Symptome sind immer in horizontaler Lage und bei herabhängendem Kopf schlimmer als bei aufrechter Haltung; besonders quälend können Angst- und Verwirrungszustände werden, die sich bei jedem Versuch einzuschlafen einstellen. In schweren Fällen kann es zum Sopor und Coma, aber auch zu echten epileptischen Anfällen kommen. Die Erscheinungen der passiven Kongestionen sind gewöhnlich auch im Gesicht und an den Schleimhäuten erkennbar.

In weiter vorgeschrittenen Stadien der Arteriosklerose, wenn die endarteriitischen Prozesse an den Klappen bereits zu Veränderungen an denselben, zu Verkalkungen, zur Bildung von Stenosen, Verengerungen der Aortenmündungen geführt haben, oder wenn die das Blut zum Gehirn führenden Arterien durch Verkalkung der Wandungen den Blutstrom behindern, da haben wir mehr die Erscheinungen der Blutarmut des Gehirns, der Gehirnanämie, Kopfdruck, Schwindel, Schläfrigkeit, Apathie, Neigung zu Ohnmachten, Ohrensausen, Gedächtnisschwäche, Schlaflosigkeit, zuweilen Hallucinationen. Das Charakteristische dieser Beschwerden ist das, dass sie sich steigern bei aufrechter Haltung, die Patienten fühlen sich am besten, wenn sie liegen.

Die häufigsten Folgen der Verkalkung der Gehirnarterien sind die Gehirnblutungen und die Gehirnerweichungen.

Gehirnblutungen treten vor den vierziger Jahren selten auf, und doch habe ich mehr als 10 Fälle gesehen, die lange vor den vierziger Jahren durch Gehirnblutung eine Halbseitenlähmung davongetragen haben. Die meisten Gehirnblutungen kommen vor durch Zerreissung der äusseren Arterien des circulus arteriosus Willissii, insbesondere der Arteria Jossae Sylvii entspringenden Zweige zu Stande. An diesen Stellen bilden sich durch die Arteriosklerose mit Vorliebe kleine Ausbuchtungen (miliare Aneurysmen); diese sind immer in der Gefahr, zu bersten, und da genügt oft eine ganz kleine Ursache, eine heftige Muskelanstrengung, eine starke Ausatmungsbewegung, Husten, Niesen, Pressen bei hartem Stuhlgang, ein solches Aneurysma mit seiner kranken, geschwächten Wand zum Bersten zu bringen. Auch heftige Gemütsbewegungen, Schreck, Zorneswallungen, gehören zu den Gelegenheitsursachen. Tritt nun aus dem geborstenen Aneurysma das Blut in die Gehirnsubstanz, so haben wir im günstigsten Falle eine Lähmung, die eventuell für längere oder kürzere Zeit wieder zurückgehen kann, oder es tritt der Tod ein.

Wird ein Gehirngefäss bei der Arteriosklerose durch die eintretende Verkalkung vollkommen verschlossen, so entsteht in dem von dieser Arterie versorgten Gehirnbezirk völlige Blutarmut, er wird ganz ausser Ernährung gestellt und fällt damit einem Degenerationsprozess anheim, der sich durch Erweichung im ursprünglichen Sinne des Worts dokumentiert. Der Gefässverschluss kann ein embolischer (durch einen hergeschwemmten Pfropf) oder ein thrombotischer sein (Verschluss der Wandung durch Erkrankung derselben). Der Embolus stammt gewöhnlich aus dem Herzen (Klappenfehler, besonders Verengerung der Mitralklappen oder Herzschwäche mit Bildung von Thromben), selten aus der Hauptschlagader (Verkalkung der innersten Gefässschicht, atheromatöse Erweiterung der Aorta, Aorten-Aneurysma).

Die Thromben der Gehirngefässe entwickeln sich fast ausschliesslich bei Erkrankungen ihrer Wandungen und zwar infolge der gewöhnlichen Altersverkalkung oder der spezifischen Entzündung der innersten Gefässwand, von der wir schon öfters gesprochen haben. Doch können solche Veränderungen der Gehirnarterien auch schon in früheren Lebensperioden entstehen, besonders bei fortgesetzten starken Gemütsbewegungen sowie bei der sogen. Herzneurasthenie, die mit fortwährenden Funktionsstörungen des Herzens und Gefässnervensystem einhergehen. Diese neurasthenia cordis ist übrigens nichts anderes als das Frühstadium der Arteriosklerose.

Die Embolie tritt plötzlich ein. Bei der Thrombosis aber gehen tage-, wochen- und selbst jahrelange Beschwerden voraus, die auf eine Gehirnaffektion deuten. Es sind das die allgemeinen Folgen der Atheromatose resp. der innersten Entzündung der Gefässhaut, Kopfdruck, Schwindel, häufig auch Abnahme des Gedächtnisses und der Intelligenz, nicht selten wiederholt leichtere Betäubungszustände, die der Ausdruck flüchtiger Cirkulationsstörungen resp. schon durch kleinere Erweichungsherde bedingt sind. Bei der Altersarteriosklerose, mit der wir es hier zu thun haben, tritt die Lähmung gewöhnlich nicht komplett ein, sondern sie entwickelt sich schubweise in der Weise, dass eine Halblähmung, eine Hemiparese, der ganzen Lähmung, der Apoplexie, vorangeht, oder dass zuerst ein Glied, nach einigen Tagen oder Wochen das andere in den Kreis der Lähmung gezogen wird. Die durch Altersatheromatose entstandene Lähmung ist einer Rückbildung nicht mehr fähig.

Zuweilen kann sich bei der Gehirnsklerose ganz alter Leute diese chronische progressive Gehirnerweichung ganz langsam entwickeln; Allgemeinerscheinungen fehlen ganz oder beschränken sich auf Kopfschmerzen. Die Lähmungen entwickeln sich ungemein langsam und schleichend, erstrecken sich oft über viele Monate hin unter vorausgehenden Muskelzuckungen und Gefühlsstörungen, teils Schmerzen, teils Unempfindlichkeit; dann folgt oft eine Periode des Stillstandes und der Tod wird durch irgend ein akutes dazwischenkommendes Leiden herbeigeführt.

Edgren hat noch **eine fünfte klinische Form der Arteriosklerose, die sogen. präsklerotische, die** or **der eigentlichen Verkalkungsform sich zeigt,** aufgestellt, eine Form, in der schon die Symptome der Arteriosklerose sich zeigen, ohne dass irgend eine arteriosklerotische Veränderung nachgewiesen werden kann und eine solche vielleicht noch gar nicht existiert. Diese Fälle sind durch den erhöhten arteriellen Druck charakterisiert. Die Bedeutung dieser Erscheinung kann entweder so aufgefasst werden, dass sich auf Grund des andauernd arteriellen Druckes arteriosklerotische Veränderungen entwickeln, oder auch in der Weise, dass derartige Veränderungen schon angefangen haben, sich innerhalb eines gewissen Gefässgebietes zu entwickeln, und im Begriff sind, sich zu verbreiten. In beiden Fällen stellt also das erwähnte Symptom ein sehr frühzeitig auftretendes Zeichen der Krankheit dar. Das Vorhandensein desselben lässt uns eine beginnende Arteriosklerose vermuten und berechtigt uns, solche therapeutische Anordnungen zu treffen, welche hierbei der Erfahrung nach nützlich sind. Vielleicht kann hierdurch das Auftreten oder die Entwickelung der gefahrdrohenden Krankheit vermieden und also dem Patienten ein nicht unwesentlicher Dienst geleistet werden. Wissenschaftlich lässt sich dies allerdings nicht beweisen; indessen darf sich der praktische Arzt nicht dadurch abschrecken lassen, dem Patienten solche Veränderungen in der Lebensweise zu verordnen, oder ihm eine solche Behandlung vorzuschreiben, durch welche erfahrungsgemäss ernstere Symptome beseitigt oder herausgeschoben werden können.

Bei den hierhergehörigen Fällen entwickeln sich unzweifelhaft früher oder später andere Symptome, welche es ermöglichen, dieselben in die eine oder andere der hier erwähnten klinischen Formen der Arteriosklerose einzureihen. Die präsklerotische Form stellt also nur eine Uebergangsform dar, welche indess vielleicht die allermeisten arteriosklerotischen Patienten durchzumachen haben."

Edgren fährt dann weiter fort: „In meiner Casuistik kommt noch eine siebente Gruppe vor, welche Fälle von Arteriosklerose mit Krebs umfasst. Es ist schwer zu sagen, ob sich irgend welcher Zusammenhang zwischen diesen Krankheiten vorfindet. Unwahrscheinlich ist es indessen nicht, da ja Krebspatienten, insbesondere solche mit Symptomen von Cancer ventriculi, sehr oft ausgeprägte arteriosklerotische Veränderungen darbieten. Bei den meisten Fällen handelt es sich um ziemlich alte Individuen, bei welchen die Arterien stark sklerotisch verändert sind; dagegen findet man keine oder nur unbedeutende Symptome, welche auf viscerale Sklerosen hindeuten. Solche Fälle gehören daher im allgemeinen der senilen oder physiologischen Form der Arteriosklerose an.

Wenn sich ein Zusammenhang zwischen Arteriosklerose und Krebs vorfindet, so ist dieser wahrscheinlich ein ätiologischer. Beide entwickeln sich auf hereditärer Basis, sie kommen bei denselben Familien vor, deren einzelne Mitglieder entweder ausgeprägte viscerale Sklerose oder Krebs mit Sklerose in den oberflächlichen Arterien darbieten. Mit dieser Gruppierung habe ich die Aufmerksamkeit auf ein durchaus nicht ungewöhnliches Zusammentreffen von pathologischen Prozessen lenken wollen, ohne jedoch über die nähere Ursache desselben etwas Bestimmtes aussagen zu wollen."

Anhangsweise will ich noch eine Einteilung der hierhergehörigen Krankheitsfälle in gewissen Hauptgruppen oder klinischen Formen der Arteriosklerose anführen, die mit mir ein französischer Kollege, mit dem ich vor einer langen Reihe von Jahren in Wien bei Nothnagel und in Paris bei Charcot und namentlich im Hospital Salpetière, wo bekanntlich lauter bejahrte Individuen unentgeltlich aufgenommen werden, Vorlesungen hörte, zusammen ausgearbeitet und in einer französischen medizinischen Zeitschrift unter unserem Namen veröffentlicht hatte. Ob andere Kollegen sich für diese kleine Arbeit interessiert hatten, weiss ich nicht; es waren Gedanken, auf die wir durch Anregung von Nothnagels Vorlesungen verglichen mit den Studien Huchard's und unseren eigenen Studien und Beobachtungen gekommen waren. In allen Punkten möchte ich, nachdem ich weitere 10 Jahre Beobachtungen und Studien über Arteriosklerose gesammelt habe, meinen damaligen Anschauungen nicht mehr beistimmen, doch glaube ich, dass damals eine grosse Anzahl erfahrener Kollegen unseren damals noch allerdings stark hypothetischen Anschauungen beistimmte.

Wir unterschieden drei Formen:

1) Die über grosse und weite Gebietet sich ausbreitet, aber doch im wesentlichen nur die mittelgrossen und grösseren Blutgefässe ergreifende Arteriosklerose, welche man wohl am besten als Alterssklerose bezeichnen kann und die lokalen Organsymptome mit dem Bilde der allgemeinen Kreislaufsstörung verbindet.

2) Eine ebenfalls über grosse und weite Gebiete, ja sogar meist allgemein sich ausbreitende Arterienverkalkung, die im Gegensatz zu der vorhergenannten fast nur die kleineren und kleinsten Arterien ergreift. Bei unbedeutenden lokalen Symptomen sind um so schwerwiegender die allgemeinen Kreislaufstörungen; charakteristisch ist für diese Form eine Sklerose vom Typus der Granular-Atrophie (Schrumpfung der Häute und teilweise auch der Ge-

webe), was sich wohl mit dem decken mochte, dass von späteren Autoren „Arteris cappilary fibrosis" genannt wird.

3) Die dritte Form ist umschrieben, tritt in erster Linie an grossen und mittelgrossen Arterien auf, macht keine allgemeine Kreislaufstörungen, dagegen intensive lokale Symptome.

Neben diesen drei Formen haben wir eine grosse Menge von Fällen beobachtet und registriert, welche Combinationen und Uebergangsformen zu den verschiedenen Formen darstellten.

Um mit der letzten Gruppe zu beginnen, studierten wir sie in erster Linie im pathologischen Institut in Wien. Es waren meist gummiartige Neubildungen, die man da fand, gewöhnlich fettig entartet, selten mit Verkalkungen in der Gefässwand. Im pathologischen Institut werden diese Veränderungen als syphilitisch bezeichnet; ich habe weiter oben im Kapitel der Aetiologie davon gesprochen. Wir schlossen uns natürlich im Vertrauen auf unsere hochverehrten Lehrer, deren Wort uns Evangelium war (vgl. auch meine jetzige Ansicht über diesen Punkt im Kapitel über Aetiologie), dieser Anschauung an und bezeichneten deshalb in unserer Arbeit diese Form als syphilitische Arterienerkrankung. Am meisten Fälle sahen wir in den Arterien der Gehirnbasis nebst deren Verzweigungen, in den Kranzarterien des Herzens, in den Arterien der Extremitäten und anderen peripheren Organen und namentlich auch in der Brustaorta. Die Veränderungen, die uns hier gezeigt wurden, waren oft sehr bedeutend und waren durch die leicht entstehende Thrombenbildung sicher im stande, erhebliche Verengerungen, auch vollständigen Verschluss der erkrankten Gefässe herbeizuführen. Man konnte sich leicht vorstellen, dass hierdurch schwere Ernährungsstörungen der ergriffenen Organe unausbleiblich waren. Dies bedingte in den einzelnen Organen, je nach der Lokalisation, Anfälle von Herzangst, Herzlähmung, Gehirnblutung mit Schlaganfällen, Gehirnerweichung und Brand in den abwärts der Verschlussstelle gelegenen Körperpartien. Da die Ausdehnung der Affektion gewöhnlich nicht bedeutend war, so ergab sich wohl auch für das Herz keine auffallende Vermehrung der Kreislaufwiderstände, der gesteigerte Druck, dieses sonst für die Arteriosklerose ausschlaggebende Symptom, fehlte deshalb, ebenso auch die Herzvergrösserung, die Herzuntüchtigkeit und allgemeine arteriosklerotische Störungen in den übrigen Organen. Wie man dem Krankenjournal entnehmen konnte, hatten sich die Krankheitserscheinungen gewöhnlich ziemlich rasch entwickelt und der tödliche Ausgang erfolgte meist ziemlich rasch, plötzlich durch einen Schlaganfall oder eine Herzlähmung. Als Ursache wurde von den Professoren meist Syphilis angenommen, doch kamen viele Fälle vor, in denen meiner Ansicht nach diese Form der Arteriosklerose sicher auf anderer Ursache beruhte. In manchen Fällen freilich, wo die Patienten sich einer syphilitischen Infektion absolut nicht erinnern konnten, lag doch der Verdacht einer späten Form von angeborener Syphilis sehr nahe. Mein Kollege trat sehr warm für die Syphilis ein und führte auch in seinem Namen aus, dass viele Personen an Syphilis leiden, die niemals gewusst haben, dass sie diese Krankheit gehabt haben.

Ganz anders entwickelt sich das Bild bei der zweiten Form, die man kurz Arteria capillary fibrosis bezeichnen kann. Hier ist der Prozess über den ganzen Körper oder doch über den grössten Teil verbreitet. Charakteristisch für diese Form fanden wir eine übermässige Verdickung der kleineren oder kleinsten Arterien. Die in der ersten Form so häufigen Arterienverschlüsse kommen hier nicht vor, selbstverständlich dann auch nicht ihre Folgeerscheinungen, Erweichungsherde, Gangrän u. s. w. Dagegen ist hier in allen Fällen die Herzarbeit bedeutend vermehrt, da durch die grosse Ausbreitung des Krankheitsprozesses an den kleinsten Arterien doch ein ganz erhebliches Kreislaufhindernis sich einstellt. Hier findet man die schon mehrfach erwähnte Spannung im Arteriensystem, den harten Ton der Hauptschlagader, den harten Herzschlag, welcher bei dieser Form der Arteriosklerose ja ein so frühes Auftreten und charakteristisches Symptom bildet. Hier entwickelt sich die Herzvergrösserung, die ich in dem Kapitel über die Symptome eingehend geschildert habe, und schliesslich die Erweiterung desselben, an die sich die allmählich zunehmende Herzuntüchtigkeit mit allen ihren bedeutungsvollen bereits geschilderten Symptomen in allen Teilen des Körpers bedingt.

Nach den in den Krankengeschichten niedergelegten Anamnesen konnten wir entnehmen, dass sich die Krankheit bei allen diesen Patienten sehr langsam entwickelt hatte, oft im Laufe einer Reihe von Jahren, und dass der Tod selten durch eine Gehirnblutung oder einen urämischen Anfall, sondern meist durch die allmählich zunehmende Herzuntüchtigkeit erfolgte. Zu unterscheiden waren hierbei zwei Gruppen, die mit und die ohne Granularatrophie der Nieren; welcher Gruppe die einzelnen Patienten zuzurechnen waren, war nicht leicht zu unterscheiden, weil Eiweissausscheidungen bei beiden vorkamen und die Symptome sehr übereinstimmten, und weil auch die charakteristischen Formbestandteile im Sediment des Urins, welche sonst für eine derartige entzündliche Nierenaffektion sprachen, auch bei der Granularatrophie der Nieren meist fehlten Bringt man aber durch Verordnung einer Liegekur und entsprechende Medikamente die Herzuntüchtigkeit zum Rückgang, so schwindet bei der nicht mit Nierensklerose komplizierten Form meist auch das Eiweiss oder wird doch ganz bedeutend reproduziert. Nimmt es aber gar nicht ab, so können wir mit Sicherheit annehmen, dass eine Granularatrophie der Nieren dabei ist. Auch kommen bei der unkomplizierten Form wohl kaum urämische Anfälle vor, obwohl auch bei ihr oft Symptome von ungenügender Nierenthätigkeit vorkommen, während sie bei der anderen Form ungemein häufig sind. Auch die schon erwähnten charakteristischen Affektionen der Netzhaut, die bei Granularniere vorkommen, sind ein wichtiges Unterscheidungsmerkmal. In beiden Formen traten gewöhnlich starke Kreislaufstörungen auf; doch war bei den mit Granularatrophie verbundenen Formen die Ausgleichthätigkeit des Herzens meist vollständiger und länger funktionierend als bei den unkomplizierten Formen, wo meist schon sehr früh die Erscheinungen der Herzschwäche hervortraten. Bei den ersten Fällen kommt es nur selten zur Herzuntüchtigkeit, weil meist vorher die Urämie oder andere Complikationen dem Leben ein Ende machen, während bei den uncomplizierten Fällen meist die Herzuntüchtigkeit mit ihren bekannten Folgeerscheinungen den tödlichen Ausgang herbeiführte.

Die Ansicht so mancher Autoren, welche behaupten, der gesteigerte arterielle Druck und die Herzvergrösserung sei das Primäre, die arteriellen Veränderungen aber seien die Folge der Drucksteigerung, wurden durch die vorgenommen Sektionen nicht bestätigt, denn die Aorta und die grösseren Arterien haben wir selten verändert gesehen. Bei der ersterwähnten Form aber und der nachher zu schildernden waren häufig arteriosklerotische Veränderungen an der Aorta und den grossen Gefässen gefunden worden, obgleich nach den Krankengeschichten während des Lebens gar keine oder nur geringe Steigerung des arteriellen Drucks vorhanden war. Die Ursachen dieser Form konnten wir leider nicht bestimmen. Syphilis und das höhere Alter spielen da gar keine Rolle, meist waren es junge Leute von 20—35 Jahren, zuweilen auch etwas älter, die zur Beobachtung kamen. Bei einigen lag der Verdacht vor, dass Alkohol mit lang fortgesetzter übermässiger körperlicher oder geistiger Arbeit die Schuld trug, einige waren im Leben viel herumgeworfen worden, hatten viel gearbeitet und auch viel getrunken, hatten viel angefangen und vom Unglück verfolgt nach heftigen Kämpfen wieder aufgegeben, meist hatten sie auch, um ihre Kräfte zu spannen, eine äusserst scharfe und eiweissreiche Kost zu sich genommen, die, wie schon bemerkt, als qualitativ veränderter Reiz die Intima der kleinen Gefässe zum Erkranken bringt. Im allgemeinen aber mussten wir zugeben — und das gilt für mich auch heute noch — dass uns die Krankheitsursache der Arteriosklerose vom Typus der Granularatrophie vollständig unbekannt ist.

Ich will diese Form noch einmal kurz zusammenfassen: Wir haben angenommen, dass ein Reiz, von Natur unbekannt, im Blute kreist und eine Erkrankung der Gefässwand hervorruft. Ich habe von dem pathologisch anatomischen Vorgang dabei schon in der Einleitung gesprochen. Der gleiche Reiz ruft auch den sklerotischen Prozess in den Nieren hervor, welcher diffus verbreitet ist und langsam fortschreitet. Ferner haben wir angenommen, dass diese erheblichen und ausgedehnten Kreislaufhindernisse eine Vergrösserung und Erweiterung des Herzens als sekundäre Erscheinung hervorrufen; in vielen Fällen aber haben wir es für sehr wahrscheinlich betrachtet, dass dieser Reiz im Blute auch direkt auf das Herz einwirkt und dadurch die Entwickelung einer Vergrösserung beeinflussen kann.

Die erste Form, die wir als Alterssklerose bezeichnet haben, verdient diesen Namen, streng genommen, nicht, weil sie oft bei verhältnismässig jungen Leuten beobachtet wird, wo ja von eigentlichen Altersveränderungen nicht die Rede sein kann und es ausserdem, wie wir gehört haben, nicht selten alte Personen giebt, die vollständig gesunde Arterien haben. Soviel aber kann als sicher festgestellt werden, dass bei dieser Gruppe das höhere Alter einen weit grösseren Einfluss hat als bei den beiden anderen, und müssen wir annehmen, dass es eben auf die Intensität der Schädlichkeiten ankommt, welche auf die Gefässwand einwirken und sie krank machen. Wenn sie gering sind, stellen sich die Krankheitssymptome erst in vorgerücktem Alter ein; treten sie mit grosser Intensität auf, dann kann die Krankheit schon während einer früheren Lebensperiode zur vollen Entwickelung gelangen.

Zu den Ursachen dieser Form können wir die ganze Aetiologie rechnen, die ich oben eingehend geschildert habe. Alkoholmissbrauch, zu üppiges Essen, besonders stark gewürzte und fette, schwer verdauliche Speisen, einseitige animalische oder vegetarische Kost, Tabakgenuss, akute und chronische Infektionskrankheiten, chronischer Rheumatismus, Gicht, Arthritis deformans etc. Bei allen diesen Formen handelt es sich doch wohl um Giftstoffe, die teils vom Körper selbst erzeugt, teils von aussen zugeführt werden, mit dem Blut kreisen, auf die Gefässwand einwirken und je nach der Disposition und Widerstandskraft des Körpers oder nach ihrer eigenen Stärke früher oder später die Gefässwände stark verändern und dadurch die arteriosklerotischen Krankheitsbilder hervorrufen.

Bei dieser Form finden wir nur selten durch Reize entstandene Neubildungsprozesse; meist waren die Veränderungen der Gefässwand degenerativ, fettige Umwandlung und Verkalkung und man fand sie meist an den grossen und mittelgrossen Arterien. Je nach der Ausbreitung der Prozesse kommt es zu allgemeinen Kreislauf- und Ernährungsstörungen mit Herzvergrösserung und Erweiterung oder auch zu lokalen Organaffektionen, besonders im Herzen und Gehirn, die ich weiter oben als Cardiosklerose schon eingehend geschildert habe. Je nach dem verschiedenen Auftreten an verschiedenen Orten und mit verschiedener Stärke finden wir natürlich äusserst wechselnde Bilder.

Meist sieht man allgemeine Abmagerung, Blutarmut, trockene, schrumpfige Haut und eine stetig zunehmende Funktionsschwäche aller Organe, leicht bläuliche Gesichtsfarbe, Schwellungen an den Knöcheln, besonders abends; Atembeengung bei kleineren Anstrengungen künden den Beginn der Herzuntüchtigkeit an. Hier findet man vorzugsweise die oben geschilderten Anfälle von Herzkrampf (Erkrankung der Herzarterien), sausende Geräusche über den Aortenmündungen, Zeichen, dass der Prozess auch diese Partien ergriffen hat. Die Gehirnsymptome habe ich eingehend geschildert.

Alle diese Symptome steigern sich allmählich immer mehr und drücken dem Krankheitsgebilde ihr Gepräge auf; die gesteigerte Arterienspannung kommt hier nur unbedeutend vor, kann auch ganz fehlen; bei dem schlechten Ernährungszustand des Patienten kann ja eine ausgleichende Herzvergrösserung sich gar nicht ausbilden oder doch nur in ganz geringem Grade. Meist tritt das Bild der Verkalkung der Arterien des Herzens oder des Gehirns in den

Vordergrund; häufig stellt auch allgemeiner Marasmus das ganze Krankheitsbild dar.

Bei allen drei Formen haben wir also anzunehmen, dass im Körper gebildete oder von aussen hereingebrachte toxische Stoffe die Gefässwand reizen. Ausgenommen hiervon sind die Fälle, welche durch übermässige körperliche und geistige Anstrengung entstanden sind — cfr. Ursachen der Arteriosklerose. Je nach der Natur dieser Stoffe werden Veränderungen mit dem Charakter der Neubildung oder der Degeneration entstehen, welche sich zuweilen auch verbinden, jedoch meist so, dass die Affektion durch stärkeres Hervortreten eines dieser Prozesse ein charakteristisches Gepräge bekommt. Ebenso ist auch die Geschwindigkeit, mit der die Prozesse zur Entwicklung kommen, die Ausbreitung der Erkrankung über das Gefässsystem in verschiedenen Fällen sehr verschieden.

Die Form, bei welcher die Autoren Syphilis als Ursache angenommen haben, unsere dritte, entwickelt sich meist sehr rasch und es treten hier häufig fettige Entartungen in den Veränderungen auf. Bei der zweiten Form mit dem Charakter der Granularatroppie ist der Verlauf meist länger dauernd und der Prozess sehr verbreitet. Entartungen kommen nur selten vor. Auch bei der ersten Form, der sogen. Altersklerose ist der Prozess meist über grosse Gebiete verbreitet und schreitet sehr langsam vor, entzündliche Neubildungen und Entartungsprozesse sind stark entwickelt, aber fast immer überwiegt der Charakter der Degeneration.

Diagnose.

In frühen Stadien der Arteriosklerose ist die Diagnose nicht immer leicht, zuweilen sogar recht schwer und doch ist es ungeheuer wichtig, dieselbe früh zu diagnostizieren; denn will man warten, bis die Percussion und Auskultation einwurfsfreie Resultate bezüglich der Herzvergrösserung oder der organischen Veränderungen der Gefässwand liefert, wäre ja jede Möglichkeit eines wirksamen, heilenden Eingriffes ganz und gar ausgeschlossen. Im mittleren Stadium und in ausgeprägten Fällen ist die Diagnose nicht schwer, wenn bereits die Wandveränderung deutlich zu Tage tritt, wenn Herzerweiterung oder Vergrösserung, Schlängelung und Härte der fühlbaren Körperarterien, Lungenblähung und Lungenerweiterung neben sonstigen Zeichen der Ernährungsstörung (ausgesprochener Greisenbogen, frühzeitiges Altern etc.) bestehen. Wenn dagegen nur unbestimmte Symptome auf das Versagen der protoplasmatischen Arbeit der Ausscheidungs- und Aufsaugungsfähigkeit oder auf die Erhöhung der Gefäss- und Gewebsarbeit hinweisen, dann ist die Erkennung des wirklichen Zusammenhangs der Erscheinungen in frühestem Stadium sehr schwer. Von besonderer Wichtigkeit für die frühzeitige Erkennung sind die schon öfter erwähnten Druckwirkungen (Zunahme der Spannung des Blutstroms und der Gefässwand). Ganz besonders wichtig aber ist der Nachweis, dass Zustände erhöhten Drucks mit solchen geringeren Drucks (Verminderung der arteriellen Triebkraft) plötzlich und häufig abwechseln, während das Allgemeinbefinden des Patienten, je nach seiner Individualität, bald mehr bei der Steigerung, bald mehr bei der Erniedrigung gestört ist.

Haben die Kranken für gewöhnlich einen gespannten Puls, so werden sie durch die Drucksteigerung belästigt, während solche, bei denen die Erscheinungen der Herzschwäche in den Vordergrund treten, sich bei der Druckerniedrigung unbehaglich fühlen und alle möglichen Beschwerden bekommen. Letztere Form, die meist durch Digitalis gebessert ist, ist für Arteriosklerose weit weniger charakteristisch, als die erstere; denn jene kommt bei allen Formen von Herzuntüchtigkeit vor. Bei der Druckerhöhung ist natürlich Digitalis nicht angezeigt, hier kommen ableitende Massnahmen, namentlich der Eisbeutel, Fuss- oder Leibpackungen, abführende und auch spezifisch ableitende Mittel in Betracht. Diese Druckerhöhung ist ein Warnungssignal, das nicht vernachlässigt werden darf, und müssen wir uns bei jedem Falle von erhöhter Herzthätigkeit die Frage vorlegen, warum die Triebkraft so unerwartet erhöht ist. Diese Druckerhöhung ist oft nur vorübergehend, Folge einer Steigerung der Anforderungen an die Triebkraft des Gefässsystems, oder eine vorübergehende besondere Reizung des Protoplasmas der Drüsen, der Muskeln und des Herzens. Diese Ursachen der Druckerhöhung sind zu erforschen und dann zu beseitigen; denn ohne Beseitigung der Ursachen ist ja nicht daran zu denken, dass man das Fortschreiten der Funktionsstörungen verhindern oder verlangsamen kann.

Nicht minder schwierig ist die Diagnose in den letzten Stadien der Arteriosklerose, wo die Erscheinungen mangels Triebkraft im Cirkulationsapparate vorwiegend unter dem Bilde der Herzschwäche zu Tage treten, wo überhaupt nur das Bild der Herzuntüchtigkeit vorliegt. Wir haben hier nur den einen Anhaltspunkt für das Hervorgehen der Leistungsunfähigkeit des Cirkulationsapparates auf der Grundlage der Arteriosklerose, dass bei der gewöhnlichen Form der Herzkrankheiten (Herzmuskelentzündung, Fettherz u. s. w.) in den letzten Stadien beträchtlich erhöhte Spannung der Arterien und erhöhte Spannung der Wand bei vermehrter Füllung der Wand nicht vorkommen, was wir bei Arteriosklerose so häufig haben. Diese eigenartige Beschaffenheit des Pulses bei Arteriosklerose kommt eben daher, dass wenn ein grösserer Teil des Körperprotoplasmas mehr in Anspruch genommen ist, die Triebkraft im ganzen Aortensystem erhöht ist. In allen anderen Fällen besteht entweder enger und gespannter Puls (reine Aortenverengerung) oder weiter Puls bei meist unternormaler Spannung. Zuweilen sind auch Ueberbleibsel einer früheren Plethora vorhanden oder Veränderungen an den sichtbaren Körperarterien und zuweilen giebt auch die Anamnese Anhaltspunkte, um eine Diagnose festzustellen.

Ich möchte hier aber wieder betonen, was ich schon mehrmals hervorgehoben habe, dass wenn die äusseren Körperarterien verkalkt sind, daraus kein Schluss auf die Verkalkung der Gefässe innerer Organe gezogen werden kann. Das Gegenteil scheint der Fall zu sein, die stark verschlängelten und verhärteten äusseren Arterien scheinen in einem gewissen Gegensatz zu den inneren Arterien zu stehen. Auch ist nach Rosenbach festgestellt, dass die Wandung der inneren Arterien für den Ausgleich um so weniger in Anspruch genommen wird, je mehr die Wand der äusseren Arterien arbeitet. Bei solchen Zuständen der äusseren Arterien fehlen auch meist die übrigen Symptome der beginnenden Sklerose, Verstärkung des zweiten Aortentons, grössere Herzvergrösserung, die hier sehr mässig ist; Lungenfunktion normal.

Eine Unterscheidung von Klappenfehlern kann auch dadurch getroffen werden, dass bei der Arteriosklerose das rechte Herz auffallend wenig zum Ausgleich in Anspruch genommen wird, und dass stärkere Grade von Erweiterung des vergrösserten linken Herzens erst später vorkommen, vorausgesetzt, dass nicht Ueberessen, Luxusconsumption, die Ursache ist oder keine zu grossen Anforderungen an die Leistungen des Herzmuskels durch übermässige körperliche oder geistige Anstrengung, durch Gemütsbewegungen etc. gestellt werden. Spielen solche Faktoren mit, so nimmt gewöhnlich auch das rechte Herz sehr bald an der Erweiterung teil, namentlich wenn die bekannten Erscheinungen von seiten der Unterleibsorgane (Unterleibsplethora, Vergrösserung der Milz und besonders der Leber) in den Vordergrund treten.

Häufig findet man, dass bei dieser Unterleibsplethora (ob aktive Hyperämie oder Kombination von aktiver und Stauungshyperämie ist nebensächlich, jedenfalls handelt es sich um eine Erschwerung der Cirkulation im Gebiete der Pfortader) heftige Atemnot hervorgerufen wird, ungemeine Beschleunigung des Pulses und unregelmässige Herzthätigkeit. Gewöhnlich erregen diese Belästigungen, die oft sehr beschwerlich werden können, die Befürchtung wegen eines schweren Herzleidens; dies ist aber meist nicht der Fall und man kann leicht nachweisen, dass die allgemeine Leistungsfähigkeit und die Arbeit des Herzens normal ist. Solche Patienten können sogar Anhöhen und Treppen ersteigen, alle möglichen Muskelübungen ausführen ohne Atemnot oder irgendwelche Beschwerden, wenn sie sich an die unangenehme Empfindung des Aussetzens der Herzschläge gewöhnt haben; gymnastische Uebungen und Körperbewegungen beseitigen den unangenehmen Zustand, Ruhe steigert ihn; das ist ein deutlicher Beweis dafür, dass es sich hier nur um eine vorübergehende Belastung des Cirkulationsapparates mit den Produkten der

Verdauung und nicht um die Folge der Herzschwäche handelt.

Charakteristisch für die Diagnose der allgemeinen Arteriosklerose sind namentlich auch die schon im Beginn des Leidens auftretenden Symptome der Gehirnerkrankung, abnorme Empfindungen (Parästhesien), erschwertes Gehen, Schwäche und Schmerzen in den Armen, Fehlen von Worten beim Sprechen, Vergesslichkeit, lauter Zeichen einer Ernährungsstörung des Gehirns, die über verschiedene Teile desselben verbreitet ist. Wie schon oben erwähnt führen diese Veränderungen teils zum Bruch des kranken Gefässes, zur Gehirnblutung, teils zur Erweichung, wenn die ganze Arterie verstopft ist.

Man hat früher angenommen, dass Blutungen mehr bei jungen Leuten, Erweichungen meist erst vom 60. Lebensjahr an vorkommen. Dem gegenüber hat Rosenbach festgestellt, dass auch bei jüngeren Leuten die endarteriitische Form der Arterienerkrankungen, die zu Ischämie führt, eine relativ häufige Erscheinung ist, ohne dass gerade Lues als Ursache anzuschuldigen wäre, und ebenso haben wir bei jüngeren Individuen nach akuten schwächenden Krankheiten nicht selten Thrombenbildung zu beobachten Gelegenheit gehabt. Andererseits ist ja bekannt, dass gerade bei alten Leuten die Bildung von kleinsten Aneurysmen der Gehirnarterien eine der häufigsten Erscheinungen der Arteriosklerose ist und die ergiebigste Quelle der Hirnblutungen bildet.

Wichtig sind auch noch die Symptome, welche eintreten, wenn durch zunehmende Verkalkungsprozesse im Inneren der Aorta hochgradige Verengerung eintritt. Sitzen dieselben im Brustteil der Hauptschlagader, so treten hochgradige Störungen sowohl in der Ernährung wie in der Funktion der unteren Extremität ein; Kalt- und Blauwerden der Füsse, Ameisenlaufen, heftige Schmerzen, halbe und völlige Lähmung. Im Beginn ist die Diagnose meist sehr schwer, nur wenn die Erscheinungen ziemlich plötzlich und doppelseitig auftreten, kann man mit einiger Sicherheit von Arteriosklerose sprechen. Interessant und leichter zu diagnostizieren sind die Fälle, bei denen die endarteriitischen Prozesse sich an den von der Hauptschlagader abgehenden Arterien einstellen. So kann der Puls in einer Brachialarterie ganz schwinden, die Extremität wird kalt, blass und oft sogar blau, es treten heftige Schmerzen auf, die für die totale Blutarmut der Teile charakteristisch sind, die Empfindung hört vollständig auf, nachdem vorher Ameisenlaufen sich eingestellt hat, und meist verschwindet auch die Bewegungsfähigkeit der Extremität. Diese abnormen Empfindungen, Neuralgien und auffallende Muskelschwäche der betreffenden Extremität, stellen sich oft schon sehr frühzeitig ein, lange ehe man eine deutliche Kreislaufstörung nachweisen kann, und man denkt dann oft eher an eine schwere Erkrankung des Centralnervensystems, als an eine Veränderung des zuführenden Gefässes.

Bevor ich zur Prognose der Arteriosklerose gehe, muss ich noch einer Form von Arteriosklerose Erwähnung thun, die ich schon weiter oben als a n ä m i s c h e F o r m d e r A r t e r i o s k l e r o s e der gewöhnlichen plethorischen gegenüber gestellt habe. Leider habe ich eine grosse Menge solcher Fälle schon zu behandeln gehabt; leider muss ich sagen, weil alle Fälle trotz vorsichtiger Behandlung und der Anwendung aller denkbaren Mittel zu Grunde gegangen sind. Meist schon bei der ersten Untersuchung war es mir gelungen, die verhängnisvolle Diagnose zu stellen und musste ich die ungünstige Prognose den Angehörigen mitteilen. Grosse Bestürzung, da die meisten seither als blutarm oder als Neurastheniker oder Hypochonder behandelt wurden und man deshalb für eine solche, jede mögliche Heilung absprechende Diagnose sehr in Sorge war. Manche haben noch andere Aerzte konsultiert, die, wie ich hörte, über meine Diagnose sich lustig machten; die Todesnachricht las ich meist wenige Wochen oder Monate später in den Tagesblättern. Viele haben trotz der schlimmen Diagnose ausgeharrt und wurden von mir bis zum tödlichen Ausgang behandelt. Die Krankheit kommt sehr häufig vor, die modernen Verhältnisse und der Kampf ums Dasein, der erbitterter als je geführt wird, Sorgen, Kummer, Aufregung, übermässige Arbeit, um unter den ungünstigen übermächtigen Verhältnissen die Familie noch anständig durchzubringen, das sind die Würgengel, die solche Opfer verlangen.

Die meisten meiner Patienten waren jüngere Leute, häufig schon im Anfang der vierziger, selbst der dreissiger Jahre, die unter dem Bilde einer perniciösen Anämie oder eines Krebses im Magen oder Darm rasch zu Grunde gingen. Ich gestehe, dass die Diagnose im Anfang oft enorm schwer war. Es handelte sich um Kranke, die riesig schnell abmagerten, keine Spur einer Organerkrankung, keine Spur einer Funktionsstörung des Gefässapparats oder einer Funktionsstörung im gesamten Protoplasma des Organismus zeigten. Blass und gelblich sahen die schlechtgenährten Leute aus; sie arbeiteten körperlich und geistig viel, weit mehr als ihre Kräfte es zu erlauben schienen und doch blieben sie, wahrscheinlich unter der Wirkung der überreizten Nerven und des überreizten Gefässsystems, ziemlich lange leistungsunfähig. Sie klagten über Appetitmangel und hochgradige Verdauungsstörungen, bald Erbrechen, bald Stuhlstörungen, Abweichen, oft abwechselnd mit Verstopfung, starkes Herzklopfen und wirklich auffallende Beschleunigung der Atemfrequenz, besonders bei Aufregungen, kleinen Anstrengungen, Treppensteigen etc., rascher, oft fast unzählbarer kleiner Puls, kurz, alle die bekannten Symptome schwerster Kachexie oder schwerer Blutarmut. Die Appetitlosigkeit nahm immer mehr zu, namentlich warmes und gebratenes Fleisch erregten Ekel und Brechreiz, selbst die feinsten, pikantesten und schärfsten Speisen konnten den Appetit nicht mehr anregen; Durst war selten vorhanden, viele klagten über Magen- oder Darmkoliken und über eine andauernde mit üblem Geschmack verbundene Trockenheit im Munde, der meist eine besonders starke Speichelabsonderung vorausgeht. In manchen Fällen wurde ich wegen geradezu unstillbarem Erbrechen gerufen; vorübergehendes Brechen und Würgen kommt fast bei allen vor; meist wird nur eine schleimige, fade, farblose, nicht saure Flüssigkeit erbrochen, was mir bei der Differentialdiagnose von Magenkrebs sehr behilflich war.

Das erste, was den Kranken auffiel, war, dass sie schon bei ganz kleinen Gängen ungemein müde wurden. Fast alle klagten über Schlaflosigkeit und alle möglichen abnormen Empfindungen in den Extremitäten, Schwindel, Kopfschmerzen, auch Herzklopfen. Eine deutliche Vergrösserung des Herzens konnte ich nie nachweisen, dagegen in den allermeisten Fällen systologische Geräusche am Herzen und Geräusche in allen zugänglichen grösseren Venen. Diese Geräusche hörte ich besonders an der Spitze, aber noch häufiger an dem Abgangspunkt der Aorta und Pulmonalis, doch waren eigentlich nie Erscheinungen von Schlussunfähigkeit der Klappen vorhanden.

Alle Erscheinungen am Gefässapparat, Vergrösserung, erhöhte Triebkraft, fehlten, nur das eine war mir immer aufgefallen, dass die Herzthätigkeit und namentlich der zweite Aortenton weit härter und kräftiger war, als man nach dem elenden, heruntergekommenen Zustand des Patienten hätte erwarten sollen.

Der Verlauf war immer ein rapider. Die Kräfte verfielen schnell und unter den Symptomen der schwersten Ernähnährungsstörung, wie man sie sonst nur bei Krebs oder schwerer Herzdegenerationen findet, gingen die Kranken rasch zu Grunde. Meist stellten sich in den letzten Tagen auch Schwellungen an den Beinen ein. Bei einigen meiner Patienten traten in den letzten Wochen noch schwere Erscheinungen von seiten der Lungen unter dem Bilde der Bronchopneumonie ein, dass man, wenn man nicht den ganzen Verlauf gekannt hätte, leicht an Miliartuberkulose hätte denken können.

Was die Ursache dieser Krankheitsform anbelangt, so glaube ich, dass die Annahme einer ganz bedeutenden Abnormität in der Blutmischung, die als abnormer Reiz auf die Innenhaut der Gefässe wirkt, das plausibelste ist. Im speziellen sind grosse Aufregungen, starke geistige Erregungen, vielleicht auch der Aufenthalt in ungesunden, feuchten Wohnungen als Ursache zu beschuldigen. Mit einer eigentlichen Altersveränderung hat man es hier nicht zu thun, da die Verkalkung fehlt und die Krankheit meist schon in sehr frühen Jahren auftritt. Bei den von mir vorgenommenen Sektionen fand ich nur Bindegewebswucherungen mit Verfettung in verschiedenen Organen, so vor allem am Herzen, in der inneren Herzhaut (am Endokard), ferner in den Nieren und in der Leber. Die Nieren waren teils bedeutend vergrössert, dass man sie hätte für sogen. grosse weisse Niere halten können, teils waren sie — und das kam öfter vor — ganz bedeutend verkleinert.

Genauere Untersuchungen hat Rosenbach angestellt, er hat gefunden, dass in den meisten Gefässen, namentlich am Herzen, Endokard, Nieren, Leber u. s. w. sehr starke Veränderungen an der Intima der innersten Haut waren, so dass er geneigt ist, diese Form eben als den typischen Ausdruck vikariierender Thätigkeit des Gefässendothels anzusehen, die schliesslich zu dem Bilde der deformierenden Entzündung der Innenhaut (Endarteriitis proliferans, deformans) führt. Rosenbach erwähnt einige Fälle, aus denen sich deutlich ergiebt, dass die Erscheinungen der uns hier beschäftigenden Form der Arteriosklerose hauptsächlich auf Veränderungen der Intima zurückzuführen sind, an die sich dann auch Veränderungen der anderen Häute der Gefässe anschliessen können. Man könnte wohl die typischen Fälle dieser rein endothelialen Form der Gefässerkrankung von der meso- und periarteriitischen trennen und die sehr charakteristische Gewebsstörung der ersten Gruppe als den reinen Ausdruck einer Stoffwechselerkrankung, den bei der zweiten und dritten vorhandenen Zustand der Gewebe als die Folge der alleinigen Veränderung der mechanischen Leistung betrachten; aber leider sind gerade hier die Mischformen beider Gruppen besonders häufig.

Von Wert für die Differentialdiagnose zwischen dem vorher geschilderten Zustande der gewöhnlichen (plethorischen) Form der Arteriosklerose, der typischen Nierenschrumpfung und der perniciösen Anämie oder Leukämie sind folgende Anhaltspunkte: 1. das Alter, — die ersten Erscheinungen treten meist vor dem Eintritt in das fünfte Lebensdecennium und noch früher auf,

2. die Abwesenheit jeder schweren Erkrankung der roten Blutzellen — Poikilocytose fehlt wenigstens in den frühesten Stadien stets —, 3. das Fehlen von Netzhautblutungen, Milz- oder Drüsenschwellung, ferner 4. die Anwesenheit von intermittierender oder dauernder Albuminurie, während eine Zunahme der morphotischen Elemente immer und Polyurie meist fehlt oder nur in geringem Grade vorhanden ist. Ein wichtiges Zeichen ist endlich 5. eine mässige Vermehrung der weissen Blutkörperchen. Wir haben sogar Fälle gesehen, in denen sie so vermehrt waren, dass nur das Fehlen von Milz- und Drüsenschwellung vor der Annahme einer typischen Leukämie, zu der die hier erörterte Erkrankung doch sonst in keiner Beziehung steht, schützen konnte."

Prognose.

Die Arteriosklerose ist eine stets fortschreitende Krankheit. Die sklerotischen Prozesse greifen allmählich ein Gefässgebiet nach dem andern an, sie lokalisieren sich allmählich in immer zahlreicheren Organen. Die hervorgerufenen Veränderungen sind für die am höchsten organisierten Elemente der Organe zerstörend, destruktiv. Die klinischen Aeusserungen werden entsprechend dem Zuwachs der sklerotischen Veränderungen intensiver und neue Symptome treten in dem Krankheitsbilde auf.

Die arteriosklerotischen Symptome von seiten eines jeden Organs im Körper sind teilweise die direkten Folgen der krankhaften Veränderungen der Eigenart und der dadurch alterierten Ernährung des Organs, teils werden sie durch die Herzuntüchtigkeit hervorgerufen, indem diese eine Cirkulationsstörung in den einzelnen Organen bedingt. Da für die regelrechte Ernährung eines Organs die normale Beschaffenheit der Arterie von der allergrössten Wichtigkeit ist, so ist leicht begreiflich, dass wenn durch den arteriosklerotischen Prozess die Lumina der Arterien verengt werden, die Elastizität und Kontraktibilität der Wandungen vermindert wird, den arbeitenden Organen Blut und Nahrungssäfte nicht in genügender Menge zugeführt werden; es entsteht eine funktionelle Insufficienz des Organs, eine sogen. Meopragie. Ein derartiges Organ kann noch in einer einigermassen befriedigenden Weise funktionieren, solange an dasselbe keine besonderen Anforderungen gestellt werden, wenn aber von dem Organ ein höheres Mass von Arbeit gefordert wird, so treten bald Ermüdungssymptome ein und wird dann trotzdem die Arbeit fortgesetzt, so ist die unausbleibliche Folge schwere Störungen von seiten des betreffenden Organs.

Immer mehr schwinden die eigentlichen funktionierenden Elemente, während das Bindegewebe relativ und absolut zunimmt und eine festere Beschaffenheit gewinnt. In einigen Organen, besonders an den Wandungen der grösseren Arterien, kommen hierzu fettige Entartung, Verkalkung und Zerfall. Diese funktionellen und anatomischen Störungen bedingen, über den ganzen Organismus ausgedehnt, eine Marasmus senilis oder Präsenilis (Altersschwund).

Aber noch weit eingreifendere lokale Ernährungsstörungen entstehen dort, wenn die sich verhärtende Arterie durch den Fortgang des sklerotischen Prozesses selbst oder durch Thrombenbildung vollständig oder fast vollständig obliteriert (verschlossen) wird. Infarkte, bindegewebliche Geschwüre, Erweichungsherde, gangranöse Prozesse an Nieren, Milz und Extremitäten kommen in dieser Weise zu Stande und können für die Gestaltung der Krankheitssymptome eine entscheidende Bedeutung erlangen. Beispielsweise seien hier nur die myomalacischen Schwülenbildungen in der Herzmuskulatur und die Erweichungsherde im Gehirn und die sogenannte spontane Gangrän (Brand) der Extremitäten erwähnt.

Sind Organerkrankungen mit Zerstörungen der spezifischen Elemente schon erschienen, so ist eine Wiederherstellung nicht mehr möglich; der eingetretene Schaden bleibt definitiv bestehen und der Schaden, den der Körper dadurch erlitten hat, ist abhängig von der physiologischen Bedeutung der zerstörten Elemente. Da die Krankheit ihrem Wesen nach unerbittlich stets weiter schreitet, so besteht fortgesetzt die Gefahr neuer Zerstörung mit Verbreitung des Prozesses auf lebenswichtige Organe, wenn diese nicht schon von Anfang an ergriffen sind. Im günstigsten Falle kann der Prozess in seiner Entwicklung verzögert oder gehemmt werden. Meine Beobachtungen, auf die ich im Kapitel über die Therapie zu sprechen kommen werde, haben mir indes gezeigt, dass gewisse bereits deutlich nachweisbare arteriosklerotischen Veränderungen, Veränderungen an den Mündungen des Herzens, durch entsprechende Behandlung wieder beseitigt werden können.

Im allgemeinen aber ist die Krankheit ihrer Natur nach unheilbar, durch unsere therapeutischen Massnahmen können die zerstörten Elemente nicht vollständig wieder hergestellt werden. Höchstens können wir, wie schon bemerkt, die Entwicklung der Krankheit hemmen durch gewisse auf das Gefässystem einwirkende Arzneimittel und vor allem durch das Fernhalten schädlicher Einflüsse.

Soweit es sich also um eine vollständige Wiederherstellung, um eine Restitutio ad integrum handelt, ist die Prognose ganz entschieden schlecht. Was aber die Prognose für das Leben anbelangt, so hängt diese davon ab, wo die Erkrankung sitzt und von den verschiedenen Ursachen, welche die Krankheit hervorgerufen haben und vor allem davon, ob diese Ursachen beseitigt werden können oder nicht. Die Prognose ist also in diesem Falle eine sehr verschiedene.

Die Prognose der Arteriosklerose richtet sich also vor allem nach der Art und dem Sitz der Erkrankung und in zweiter Linie nach den Anforderungen, die an die Leistungsfähigkeit des Menschen infolge der sozialen Verhältnisse und der äusseren Lebensbedingungen gestellt werden. Wer in Ruhe sein Leben geniessen kann oder nur eine ganz leichte, nicht anstrengende Arbeit zu vollbringen hat, hat selbstverständlich weit günstigere Chancen als derjenige, welcher sich anstrengen und abhetzen muss, um sich und die Seinigen vor dem Hungern zu bewahren.

Recht günstig ist der Sitz der Arteriosklerose an den äusseren Arterien, weil die hier in Betracht kommenden willkürlichen Muskeln bei günstigen Lebensverhältnissen ja beliebig ausser

Thätigkeit gesetzt werden können und weil hier weniger wichtige Protoplasmagebiete in Betracht kommen. Da bei älteren Leuten grössere Arbeit selten vorkommt, so werden solche Verdickungen um so leichter ertragen, je geringer der Ausfall an Beschleunigung des Blutstroms bei der Verkalkung ist. Ferner lehrt die Beobachtung, dass eine ausgebreitete Verdickung der Wand aller kleineren Arterien oft eine günstigere Prognose gestattet als die Lokalisation des Prozesses in einer einzigen grossen Arterie oder in einem wichtigen inneren Organ. Ja Rosenbach hat festgestellt, dass die Formen der arteriosklerotischen Nierenschrumpfung, bei der die äusseren sichtbaren Erscheinungen an den Arterien gering sind, viel schneller einen ungünstigen Verlauf nehmen als die mit starker Verkalkung aller äusseren Blutgefässe verbundenen. So wird eine ringförmige Erkrankung der inneren Gefässhaut im Anfangsteil der Hauptschlagader, eine ausgebreitete Veränderung an den Kranzarterien des Herzens, die eine Untüchtigkeit eines grossen Teils des Herzmuskels zur Folge hat, oder eine Verkalkung des Stammes der Nierenarterien oder eine diffuse Entzündung der kleinsten Nierengefässchen, die die vollständige Untüchtigkeit des Nierengewebes anzeigen, eine ganz andere Bedeutung haben, als selbst die totale Verkalkung einer grossen Arterie der Peripherie, also der Armarterie, Schläfenarterie etc.

Was die vier von mir erwähnten klinischen Formen der Arteriosklerose anbelangt, so bietet die senile oder physiologische Form der Altersverkalkung ganz zweifellos die günstigste Prognose.

Die meisten dieser Gruppe angehörigen Patienten sind alt, zuweilen sehr alt und haben oft äusserst wenig von ihrer Krankheit zu leiden. Dies kommt daher, weil bei ihnen hauptsächlich die mittelgrossen und grösseren Arterien ergriffen sind, in den Organen aber der pathologische Prozess sich nur wenig lokalisiert hat. Sie erreichen meist die gewöhnliche Grenze des Lebens, wenn nicht, was übrigens nicht gerade selten vorkommt, ein Hirnschlag ganz unerwartet denselben ein vorzeitiges Ende bereitet.

Gefährlich sind freilich, besonders auch bei dieser Form, plötzlich auftretende sogen. interkurrente Krankheiten, in erster Linie Lungen- und Bronchienentzündungen. Da diese Krankheiten an die Leistungsfähigkeiten des Herzens und der Nieren stark vermehrte Anforderungen stellen, diese Organe aber nur noch ganz wenig Reservekraft haben, so stellen sie meist überraschend bald ihre Funktion ein. Sie werden insufficient. Die Insufficienz des Herzens oder der Nieren ist unter solchen Umständen eine ganz gewöhnliche Todesursache.

Die renale Form (Nierenform) bietet eine einigermassen günstigere Prognose. Nach dem Auftreten der ersten Symptome können die Patienten oft noch mehrere Jahre sich eines relativ erträglichen Lebens erfreuen. Da sich aber die Veränderungen im Harn langsam und schleichend entwickeln und da sie im Anfang sich oft durch keine besonderen Beschwerden zu erkennen geben, ist es meist schwer, den wirklichen Anfang der Krankheit zu erkennen und die Patienten haben oft lange Zeit gar keine Ahnung von dem Bestehen derselben. Meist wird die Eiweissausscheidung durch einen Zufall entdeckt. Häufig wird die Krankheit erst dann entdeckt, wenn die Herzsymptome dazutreten, dann wird schleunigst der Arzt konsultiert, welcher die Veränderungen am Herzen und im Harn feststellt. Nun geht es aber rapid vorwärts mit der Krankheit. Die Herzsymptome treten vollständig an den Vordergrund und die Prognose wird sehr ungünstig.

Auch die Formen von allgemeiner Arteriosklerose, die bereits mit offenbaren Nierenerscheinungen einhergehen, bieten meist eine schlechte Prognose, weil eben die typischen Symptome der Nierenschrumpfung bereits der Ausdruck dafür sind, dass die über das ganze System verteilten, aber lokal vielleicht durch wenig intensive Gewebsstörungen dokumentierten Veränderungen der Arbeitsleistung des Protoplasmas nur durch eine höchst intensive Steigerung der allgemeinen Leistung des

Cirkulationsapparats, ses Kreislaufcentrums und der zuführenden grossen Kanäle ausgeglichen werden können (Rosenbach). Die Menge des abgeschiedenen Eiweisses giebt an und für sich keinen Anhaltspunkt für die Prognose; denn manche Fälle mit reichlicher Eiweissausscheidung sind günstiger, als die, wo geringere Eiweissausscheidung besteht oder sie ganz fehlt. Reichlich Urin mit viel Eiweiss findet man gewöhnlich bei vollblütigen, bei plethorischen Individuen, die wohl viel Fett haben, aber keine ausgesprochene Herzvergrösserung. Bei starker Herzvergrösserung und Drucksteigerung im Aortensystem ist die Eiweissmenge gewöhnlich gering, nimmt sie beträchtlich zu, so ist sie das Zeichen beginnender Stauung.

Rosenbach meint, dass die Patienten mit stärkerer Eiweissausscheidung meist unter den Erscheinungen der Herzschwäche und Stauung, dagegen die Majorität der mit geringer Eiweissausscheidung behafteten durch plötzliche Blutungen, Urämie oder unter anämischen Erscheinungen (Kachexie) zu Grunde gehen.

Bei manchen Arteriosklerotikern könnte man meinen, dass das Auftreten von Nasen- und Hämorrhoidalblutungen das schnelle Fortschreiten des Prozesses aufhalte, da in der That manche Leute mit ausgeprägten arteriosklerotischen Symptomen und starken Gefässveränderungen sich solange wohl befinden, als sich regelmässig Blutungen aus Nase oder Darm einstellten, während das ungewöhnliche Aufhören dieser regelmässigen Anfälle der Vorbote einer schweren Störung des Allgemeinbefindens war.

Die cerebrale Form bietet meist schon von Anfang an eine ungünstige Prognose. Doch giebt es viele, die ein ziemlich hohes Alter erreichen, bevor schwere Symptome wie Sprachverlust, Halblähmung, Gedächtnisschwäche etc. an den Vordergrund treten. Zuweilen gehen die Folgen des ersten Anfalls vor Jahren zurück und die Kranken können ein hohes Alter erreichen.

Die Herzform hat entschieden die schlechteste Prognose, zumal da häufig Verkalkungen nicht nur im Herzen und in seinen Gefässen, sondern auch in der aufsteigenden Aorta und im Aortenbogen auftreten. Schon von Anfang an sind die Symptome sehr ernst. Ist die Kranzarterie verdickt, so kommt es bald zu vollkommener Leistungsunfähigkeit für ausserwesentliche Arbeit, zu Anfällen von schweren Herzkrämpfen (Angina pectoris) und zur allgemeinen Herzentartung, zum Herzschwund (Herzkachexie). Nicht immer freilich ist die Gefässveränderung als die Ursache der Erscheinungen zu betrachten, sehr häufig ist sie spät als Folge einer primären Störung der wesentlichen Arbeit des Herzmuskelgewebes durch übermässige Arbeit infolge von Widerständen im Kreislauf aufgetreten.

Die Behandlung der Arteriosklerose.

Von einer Behandlung der ausgebildeten Arteriosklerose kann selbstverständlich im strengen Sinne des Wortes nicht mehr die Rede sein; man muss sich darauf beschränken, die Triebkräfte zu schonen, das Herz zu stärken, alle Muskelanstrengungen zu verbieten, die Diät zu regulieren. Dagegen hat bei der Behandlung der Vorstadien und vor allem in der Prophylaxe die Thätigkeit des Arztes viel Gelegenheit einzugreifen; denn man kann nicht nur der Ausbildung der Krankheitserscheinungen lange Zeit vorbeugen, sondern man kann auch bei bereits offenkundigen Symptomen zuweilen recht Erspriessliches leisten.

Was die prophylaktische Behandlung der Krankheit anbelangt, so ist diese natürlich nur dann möglich, wenn man die Ursachen genau kennt. Leider trifft dies häufig nicht zu; es giebt indes, wie wir gehört haben, vielerlei schädliche Einflüsse, welche die Entwicklung der Verkalkungsprozesse begünstigen, wobei ein erfahrener Arzt oft wertvolle Ratschläge geben kann, deren Befolgung die Entwicklung der immer ernsten Krankheit verzögern kann. Dies gilt namentlich für die, welche aus einer zu Arteriosklerose disponierten Familie stammen.

Vor allem spielt eine Regelung der Diät und der hygienischen Verhältnisse eine grosse Rolle. Was zunächst die Diät anbelangt, so lassen sich bestimmte Regeln nicht geben. Das beste ist wohl, die Nahrung aus Eiweiss, Kohlehydraten und Fett in einer den Bedürfnissen des Patienten entsprechenden Weise zusammenzusetzen. Schädlich sind alle Uebertreibungen sowohl in qualitativer als quantitativer Hinsicht. Die meisten Autoren warnen vor einer zu grossen Menge von Fleisch und stickstoffhaltigen Nahrungsmitteln in der Kost: eine zu intensive Fleischdiät wirkt auf die Dauer auf das Gefässsystem erregend ein und begünstigt dadurch die Entwicklung der Arteriosklerose. Diese Gefahr wird auch der entgegengesetzten Uebertreibung der vegetarischen Kost in die Schuhe geschoben. Wie ich schon bei der Aetiologie hervorgehoben habe, glaube ich nicht, was so manche Autoren behaupten, dass die vegetarische Lebensweise die Ausbildung der Arteriosklerose befördern könne. Sie ist wohl schädlich, wenn sie, weil häufig voluminös und schwer umsetzbar, Verdauungsbeschwerden macht. Sehr gewagt erscheint mir nur der plötzliche Uebergang zu einer solch ungewohnten Form der Ernährung, namentlich wenn bereits ein Organ erkrankt ist. Hier tritt dann oft bald eine Untüchtigkeit der Organe, besondes des Herzens ein, je mehr durch vermehrte Muskelleistung der unangenehmen und ungewohnten Einwirkung der neuen Form der Ernährung auf die Verdauungsorgane entgegengewirkt werden soll. In solchen Fällen kann man öfter schnell beträchtliche Erscheinungen von seiten des Herzens und der Gefässe sich ausbilden sehen.

Alkoholische Getränke dürfen nur in äusserst mässigen Mengen genossen werden. Dass der Alkoholmissbrauch die Arteriosklerose hervorruft, ist über allen Zweifel erhaben. Der täglichei nnerhalb mässiger Grenzen beschränkte Alkoholmissbrauch in Form von kontensiertem Alkohol, bei den Mahlzeiten mehrere Glas Bier, Wein in grösseren Mengen zu jeder Mahlzeit und zwischen denselben auch im Laufe des Tags, hat für die Entwicklung der Arteriosklerose die grösste Bedeutung. Ist der Genuss von Alkohol mit üppigen Mahlzeiten verbunden, so ist die Einwirkung auf das Gefässsystem um so verderblicher. Ob man vom rein wissenschaftlichen Gesichtspunkte aus dazu berechtigt ist, wegen der Gefahr einer später erscheinenden Arteriosklerose einem gesunden Individuum den täglichen Genuss von kleinen Alkoholmengen zu verbieten, will ich dahingestellt sein lassen; ein Glas Bier oder ein Glas leichter Wein, mit oder ohne Wasser zum Mittagessen genommen, dürfte in den meisten Fällen bedeutungslos sein.

Was das Bier anbelangt, so wird es häufig als besonders schädlich bezeichnet. Das Bier ist zweifellos ein Nahrungsmittel, das aber gleichzeitig, weil es grosse Mengen Alkohol enthält, auch als Reizmittel wirkt, also grössere Anforderungen an die einzelnen Organe stellt. Dieses Nahrungsmittel, das leicht assimiliert wird und kräftig ist, wird leider oft in sehr grossen Quantitäten aufgenommen, ohne dass Durst, der den wirklichen Mangel an Flüssigkeit, oder Hunger, der den Mangel an Spannkraftmaterial anzeigt, vorhanden ist. So kommt es, dass schliesslich die übermässige Aufnahme namentlich bei viel sitzenden Personen zu schweren Störungen führt, die durchweg auf die nicht genügende Verarbeitung eines all zu gehaltreichen und überflüssigen Materials zurückzuführen sind.

Dass starke Fettleibigkeit zuweilen die Arteriosklerose begünstigt und da, was noch häufiger der Fall ist, dieselbe Ursache sowohl die Fettsucht, als auch die Arteriosklerose hervorruft, Uebermass im Essen und Trinken und zu wenig körperliche Bewegung, so ist jedenfalls hier die Frage zu besprechen, ist einem Fettleibigen eine Abmagerungskur zu verordnen oder nicht. Herabsetzen werden wir wohl zum Nutzen des Patienten die Fettquantität dürfen, aber dies muss langsam geschehen und so, dass die Körperkräfte nicht in Anspruch genommen werden. Meist genügt es, die Diät etwas zu regulieren durch Reduktion der Speisen und Alkoholmengen und ihm genügende Körperbewegung zu verordnen, denn dadurch werden die Ursachen der Fettleibigkeit beseitigt.

So ist es mir öfter gelungen, in drei bis vier Monaten eine Abnahme des Körpergewichtes um 6 bis 8 bis 10 Kilo zu erzielen, ohne dass der Patient im geringsten eine Unannehmlichkeit verspürte, sondern sich im Gegenteil viel gesünder als früher fühlte.

Sehr zu warnen dagegen ist vor all den schnellen Abmagerungskuren, bei denen strenge Fleischkost und bedeutende Beschränkung der Wasserzufuhr vorgeschrieben ist. Selbstverständlich tritt hierbei eine grosse Abmagerung ein, meist aber auch ein grosser Kräftezerfall mit Eintritt von vielen nervösen Erscheinungen. Ganz besonders zu warnen aber ist vor einer solchen Entfettungskur, wenn schon Erscheinungen von Arteriosklerose vorhanden sind. Ich habe manche Kranken gekannt, die sich vor einer Kur relativ wohl befunden haben, die aber nach derselben eine bedeutende Kraftlosigkeit, ungeheure Nervensymptome und sogar schon beginnende Symptome der Herzerlähmung zeigten, so dass man den Eindruck bekommen musste, dass unter dieser Behandlung die Sklerose rasche Fortschritte gemacht hat.

Speziell die unzweckmässige Entziehung des Wassers zu Entfettungskuren, die eine zeitlang sehr in Mode war, hat viel geschadet. Im Grunde genommen war die Wasserentziehung nur eine Hungerkur, indem die Leute, die während des Essens viel zu trinken gewöhnt waren, durch das Trinkverbot nicht mehr so viel essen konnten. Die Beschränkung der Flüssigkeit ist aber nur bei blosser Luxuskonsumption angezeigt, sie darf auch nicht, wie dies so oft geschieht, gleich von vornherein mit einer all zu bedeutenden Beschränkung der Nahrung verbunden sein, weil sie ja so wie so bald zu einer solchen führt. „Will man also", sagt Rosenbach, „eine rapide Abmagerung vermeiden, die doch auch für den robusten Körper stets nicht unbedenklich ist, will man die schädlichen Folgen einer solchen Entziehung, deren Folgen bei Schwächlichen überhaupt unabsehbar sind, vermeiden, so muss man das richtige Mass der Beschränkung innehalten; denn die einsichtige Behandlung besteht eben darin, dass man eine langsame und nicht all zu grosse Verringerung der Nahrung mit einer mässigen Verringerung der Flüssigkeitsmenge kombiniert und dabei durch sorgfältige Beobachtung des Körpergewichts die tägliche Abnahme feststellt, um danach die Nahrungsaufnahme so zu regulieren, dass nur eine unschädliche, geringe und langsame (d. h. erst in vielen Monaten merkbare) Gewichtsabnahme erfolgt."

Für die normale Entwicklung und die Gesundheit des menschlichen Körpers sind entsprechende Körperbewegungen absolut notwendig. Solange man jung ist, kann man ganz beträchtliche Anstrengungen ohne Schaden ertragen; vorsichtiger muss man sein, wenn bereits die vierziger Jahre überschritten sind, vor allem bei denen, welche ihre Muskeln in der Jugend nicht ununterbrochen geübt haben. Speziell im Trainieren müssen solche Leute sehr vorsichtig sein, da die dabei nötige Muskelanstrengung einen überaus gesteigerten Druck im arteriellen System hervorruft; kommt eine solche Drucksteigerung oft und länger dauernd vor, so stellt sie ein für die Entwicklung der Arteriosklerose sehr günstiges Moment dar.

Neigt jemand gar schon zur Arteriosklerose, so muss man mit der Dosierung der Bewegungen äusserst vorsichtig sein und dieselben ganz genau dem einzelnen Falle anpassen; am meisten zu empfehlen ist methodische, stets vom Arzt kontrollierte Gymnastik, tiefe Atmung, Anregung der Kontraktion der Bauchmuskeln zur Förderung der Peristaltik des Darms und der Atmung; auch die Schreiber'sche Zimmergymnastik ist nach dessen vorzüglichen Vorschriften sehr zu empfehlen;

ferner auch Reiten und Schwimmen, aber alles mit Mass und Ziel. Das Heben von schweren Lasten, die Widerstandsgymnastik, selbst in Anstalten ausgeführt, Handelübungen mit zu schweren Gewichten, sind strenge zu vermeiden und zwar ganz besonders von solchen, die nicht geübt sind oder schon kleine Zeichen von beginnender Herzschwäche haben. Selbst von Nauheim und von sonst gut geleiteten Anstalten habe ich Patienten, die ich relativ wohl dorthin geschickt habe, schwer geschädigt heimkommen sehen, da ihnen dort unpassende gymnastische Uebungen, namentlich mit Widerstandsgymnastik verordnet worden sind. „Mit demselben Recht", sagt Rosenbach, „könnte man Personen, die an Verdauungsschwäche nicht nervöser Natur leiden — nervöse Schwäche wird ja durch Bethätigung der Funktion gehoben — reichliche Mahlzeiten empfehlen; denn die mechanische Belastung des Verdauungskanals mit grossen Mengen von nicht verwertbaren Speisen ist dieselbe unproduktive Arbeit, wie Muskelübung mit all zu starker Belastung; in beiden Fällen erwächst dem Organismus kein Nutzen."

Das, was allein förderlich ist, ist die unbelastete Kontraktion des Muskels, die Freiübung. Erst nach und nach kann man, wenn der Körper sich an eine grössere wesentliche Leistung gewöhnt hat, allenfalls einen Versuch machen, mit einer allmählich stärker werdenden Belastung. Sehr zu warnen ist vor starker Muskelanstrengung, vor allem, wie schon bemerkt, vor sportlichen Leistungen, Berg- und Treppensteigen und schnellem Gehen. In manchen Fällen war ich genötigt, Arteriosklerotikern, welche eben durch des Lebens Not zu strenger Arbeit gezwungen waren, zu veranlassen, einige Tage in der Woche absolut zu liegen, um an den anderen Tagen wenigstens einigermassen arbeiten zu können. Vermögliche Arteriosklerotiker, die nicht mehr genötigt sind, zu arbeiten, lasse ich immer von Zeit zu Zeit einige Tage vollständig zu Bett liegen, sie haben dann, wenn Herz und Gefässe in dieser

Zeit ordentlich ausgeruht und sich gestärkt haben, in der andern Zeit eine viel grössere Leistungsfähigkeit und einen viel grösseren Genuss vom Leben.

Auf der andern Seite aber muss das entgegengesetzte Extrem, eine absolut stillsitzende Lebensweise und zu grosse Bequemlichkeit, entschieden bekämpft werden. Schon bei den Ursachen der Arteriosklerose habe ich darauf hingewiesen, dass gerade diese Unterleibsplethora schafft. Speziell in den vermöglichen Klassen giebt es viele, besonders Frauen, welche im Climacterium sind, die jeder körperlichen Bewegung sehr abhold sind, infolge davon recht fett werden und immer mehr Unbequemlichkeiten bekommen. Bald treten Herzstörungen und Symptome auf, die auf erhöhten arteriellen Druck und anfangende Arterienverkalkung hindeuten. Werden hier nicht zweckmässige Körperbewegungen verordnet, selbständige Bewegungen im Freien und gymnastische Uebungen, so erliegen sie oft recht bald ihren zahlreichen Beschwerden.

Auch die Wohnung spielt zuweilen eine Rolle. Feuchte Wohnungen disponieren zu Rheuma und Arteriosklerose; es sind deshalb trockene und gut ventilierte und warme Wohnungen zu empfehlen.

In Bezug auf das Klima ist nicht viel zu sagen. Kann eine Person, welche auf Grund von Heredität oder anderen Umständen für die Arteriosklerose deutlich prädisponiert ist, ein kaltes, windiges und feuchtes Klima gegen ein warmes und trockenes vertauschen, so ist dies natürlich wünschenswert. Selten dürfte aber ein Arzt sich dazu verpflichtet fühlen, einen solchen Rat zu geben und noch seltener dürfte ein solcher Rat befolgt werden.

Ich muss hier kurz noch einmal auf die Genuss- und Reizmittel zu sprechen kommen. Was das Rauchen anbelangt, das wir oben unter den mitbegünstigenden Ursachen der Arteriosklerose genannt haben, so ist es meiner Ansicht nach nicht richtig, das Rauchen überhaupt zu verbieten; für manche Männer, die daran gewöhnt sind, ist der Tabak zweifellos beruhigend und anregend für das Nervensystem. Freilich darf man diese Anregung, den scheinbaren Gewinn von Kräften, nicht zu weiterer Anstrengung gebrauchen. Es gilt dies besonders für Leute, die viel geistig oder körperlich arbeiten und die, wenn sie sich ermattet fühlen, gerne zu der geliebten Cigarre greifen; denn hier wird die Unlustempfindung, die aus dem Verlust an Energie durch die Arbeit entsteht, durch eine Art Betäubung ersetzt. Das mögen sich besonders die merken, die, um wach und arbeitsfähig zu bleiben, oft eine Cigarre nach der andern rauchen, was sich später meist empfindlich rächt. Rosenbach schreibt: „Für die absolute Temperenz können wir uns auch bezüglich des Tabaks und Kaffees nicht begeistern, da bei unserer schwer arbeitenden und leicht erschöpften Generation gewisse Reizmittel nötig sind, die Spannkraft des Arbeiters zu erhalten. Nur dürfen diese Reizmittel nicht Narkotika werden, die, einen trügerischen Gewinn an Kraft vorspiegelnd, zum exzessiven Gebrauch und damit zu schwerer Schädigung des Organismus Veranlassung geben. Vor allem muss berücksichtigt werden, dass die normal eintretende Ermüdung und Erschöpfung, die nicht mit blossen Unlust- (Ermüdungs-) Gefühlen zu verwechseln ist, nicht durch einen ausserwesentlichen Reiz, wie ihn Tabak und Alkohol vorstellen, beseitigt oder unmerkbar gemacht wird; alle genannten Reizmittel dürfen gewissermassen nur die Rolle des Oels bei der knarrenden, sonst leistungsfähigen, Maschine spielen, aber nicht zum Verdecken eines bestehenden Defekts angewendet werden."

Unbedingt zu vermeiden aber ist das Rauchen bei jungen und sehr erregbaren Menschen, zu verbieten sind namentlich auch starke Cigarren. Rauchen im Anschluss an eine Mahlzeit ist für viele nicht schädlich, weil es die Verdauung befördert; aber nach einer üppigen Mahlzeit mit reichlichem Weingenuss, was ohnehin eine grosse Schädlichkeit ist, darf nur mit äusserster Vorsicht geraucht werden und schon mancher Arteriosklerotiker wurde nach einer solchen üppigen Mahlzeit beim Genuss einer Cigarre vom Schlage übereilt.

Hat das Rauchen Herzklopfen im Gefolge, so muss es unbedingt verboten werden, ebenso wenn es Blähungen oder Verstopfungen hervorruft oder schon starke Verdauungsbeschwerden bestehen. Ob das Pfeifenrauchen weniger schädlich ist als Cigarrenrauchen, vermag ich nicht zu entscheiden; die Anhänger der Pfeife behaupten es, auch wird dies, wie ich höre, ziemlich allgemein angenommen. Das äusserst schädliche Cigarrettenrauchen sollte polizeilich verboten werden, wenigstens in Lokalen und Eisenbahnwagen, weil durch den widerlichen, scharfen Geruch alle irgendwie empfindlichen Atmungsorgane sehr unangenehm berührt werden.

Von Alkoholizis ziehe ich gute alte Rotweine und ein Glas helles leichtes Bier vor; dunkles bläht meist, was bei der so oft bestehenden Unterleibsplethora gewöhnlich nicht gut bekommt und oft stürmische Attaquen von Herzklopfen, intermittende Atemnot hervorruft. Die leichten säuerlichen Weine sind nicht so günstig, weil sie, in dem Wahn, sie seien leicht, meist in grösseren Quantitäten getrunken werden als zuträglich. Auch wirkt die hier reichlich aufgenommene Säure wahrscheinlich ungünstig auf die Resorption im Darmkanal ein, die Aufnahme findet zu schnell statt und die Arbeit der Unterleibsorgane wird gesteigert.

Die Behandlung der frühen Stadien.

Die Massnahmen, welche vorher in prophylaktischer Hinsicht geschildert worden sind, müssen natürlich bei der schon eingetretenen Krankheit berücksichtigt werden. Bei diesenü frühen Stadien der Arteriosklerose ist vorzugsweise folgender Indication gerecht zu werden den erhöhten arteriellen Druck zu bekämpfen und die schon eingetretene Verhärtung zu behandeln.

Was die Erfüllung der ersten Indication anbelangt, der Bekämpfung des erhöhten arteriellen Drucks, so ist sie von sehr grosser Bedeutung, weil, wenn es gelingt, die Drucksteigerung zu beseitigen, wodurch auch die Entwicklung der anatomischen Veränderungen am Herzen und an den Gefässen verzögert werden kann. Wir verfügen in der That über reiche und kräftige Hilfsmittel in dieser Hinsicht.

In diesem Stadium befinden sich die Cirkulationshindernisse nicht im Herzen selbst, sondern in der Peripherie. Durch die Verengerung der peripheren Gefässe wird der Druck in der Hauptschlagader und in den grösseren Arterien gesteigert und zu gleicher Zeit die Cirkulation in den kleinsten Gefässen verlangsamt, was, wie mehrere Autoren, so namentlich Traube*) und Thoma**) annehmen, einem Fortschreiten des endarteriitischen Prozesses in diesen kleinen Capillaren Vorschub leistet. Gelingt es, die peripheren Arterien zu erweitern, so wird der Abfluss durch die Capillaren gesteigert sowie der Druck in der Hauptschlagader und in den grösseren Arterien herabgesetzt, was eine wesentliche Erleichterung der Herzarbeit bedingt. Hierzu stehen nun verschiedene Mittel zu Gebote:

1) Massage und Gymnastik, von der schon weiter oben bei der Prophylaxe die Rede war. Speziell die schwedische Heilgymnastik, sowohl die mechanische, die mit Apparaten, als auch die manuelle mit Hilfe der Gymnasten hat zahlreiche Hilfsmittel, um die periphere Cirkulation und damit das Herz günstig zu beeinflussen. Hasebrock***), Heilig****), Wide†), Nebel††), Lagrange†††), Zander††††), — lauter sehr empfehlens-

---

*) Traube, Ges. Beiträge zur Path. unh Phys. III pag. 20.
**) Thoma, Virchow Archiv, XCIII, pag. 443 u. XCV, pag. 294.
***) Hasebrock, über Krankheiten des Herzens und deren Heilung durch Massage, Leipzig 1896.
****) Heilig, über die Behandlung von Herzkrankheiten durch medico-mechan. Zandergymnastik, Stockholm 1894.
†) Wide, Handbuch der medizinischen Gymnastik, Wiesbaden 1897.
††) Nebel, Bewegungskuren mittelst schwed. Heilgymnastik und Massage, Wiesbaden 1889.
†††) Lagrange, La médication par l'exercice, Paris 1894.
††††) Zander, Nord. med. Arkir. 1872 Nr. 9.

werte Schriften — haben die in einer Therapie anwendbaren Anwendungen und Einwirkungen im Detail dargestellt.

Ich will hier nur kurz über die Wirkungen dieser Bewegungen sagen, dass passive Bewegungen unter Mitwirkung der Senenfascien und Venenklappen durch Einsaugung und Druck auf das venöse Blut eine stärkere Blutströmung von der Peripherie nach dem Herzen zu Stande bringen. Aktive fast widerstandlose Bewegungen wirken in derselben Weise ein; dass man mit den Widerstandsbewegungen sehr vorsichtig sein muss, habe ich schon oben bemerkt.

Es ist schon längst bekannt, dass der arbeitende Muskel mehr Blut bekommt, als der ruhige, ebenso dass wechselnde Zusammenziehung und Erschlaffung desselben unter Vermittlung der Venenklappen das Blut aus den Arterien in das venöse System hinaufpumpt. Die Cirkulation wird also sowohl durch passive, als auch und zwar noch mehr durch schwache aktive Muskelbewegung wesentlich begünstigt, ohne dass dabei grössere Ansprüche an das Herz gestellt werden müssen.

Analog wirkt die Massage, welche ebenfalls das Blut aus dem venösen System in die Arterie überführt, und reflektorisch dadurch, dass sie die feineren Arterien erweitert. Leider muss ich aber tadelnd bemerken, dass äusserst wenige unserer Masseure eine Ahnung vom richtigen Massieren haben. Was ich von den bestrenommierten Masseuren hier und teilweise auswärts gehört und gesehen habe, war so himmelschreiend, dass ich mich nicht gewundert habe, dass meine Patienten sie nach wenigen Versuchen wieder fortgeschickt haben. Sie setzen ihre Hauptforce fast durchweg in eine möglichst gründliche Bearbeitung des Patienten, wobei sie durch ihre Muskelkraft imponieren wollen, dass die armen Menschen, geschunden und geplagt, stundenlang brauchen, um sich von dieser Misshandlung wieder zu erholen. Gerade die erstrenommierten Masseure zeichnen sich hier durch ganz besondere Ungeschicklichkeit aus. Die Massage muss bei Arteriosklerose äusserst subtil, zart und fein ausgeführt werden, dass der Patient nur ein angenehmes Gefühl davon hat, auch darf nicht auf den Muskeln einfach hin und hergestrichen und gewalkt werden, wie es die Masseure belieben, sondern es muss durch zarte Striche zuerst das arterielle Blut in die Capillaren geführt und dann vorsichtig von den oberen Partien nach den unteren absteigend das venöse Blut aufwärts gestrichen werden. Leider giebt es sehr wenige, die dies ordentlich und richtig auszuführen imstande sind.

Die gewöhnlichen Körperbewegungen, wie Spazierengehen u. s. w. haben ganz dieselbe Wirkung; doch empfehle ich allen meinen Patienten, beim Fortgehen auch ans Heimgehen zu denken; tritt oft nur die geringste Uebermüdung ein, so stellen sich oft Anfälle von Herzangst oder Herzasthma in der darauffolgenden Nacht ein, oder zum mindesten Schlaflosigkeit und mehrere Tage unangenehme Symptome als unausbleibliche Folge. Reiten, Schlittschuhfahren und Radfahren verbiete ich unbedingt, wenn schon offenkundige, wenn auch leichte Symptome von Arteriosklerose vorhanden sind. Auch die Oertelkur, welche seinerzeit so grosses Aufsehen erregt hat und so vielfach angewendet wurde und so vielen Herzkranken das Leben gekostet hat, verbiete ich unbedingt. Die Schwäche der Methode liegt darin, dass sich die Patienten leicht anstrengen, eine Gefahr, die Oertel selbst nicht genügend beachtet hat. Der Vorzug der gymnastischen Bewegungen liegt in ihrer methodischen Anwendung und in ihrer genauen, sorgfältigen Dosierung.

Sind die Muskelbewegungen mit Anstrengung verbunden, so entsteht leicht Atemnot, der arterielle Druck steigt stark und das Herz, dem jetzt eine vermehrte Arbeit zugemutet wird, muss eine starke Energie entwickeln. Wird die Anstrengung trotzdem fortgesetzt, so entsteht Herzerweiterung und Herzuntüchtigkeit.

Was von der körperlichen Anstrengung gilt, gilt in noch höherem Masse von der geistigen; denn es disponiert starke geistige Anstrengung, wie wir schon bei den Ursachen gehört haben, besonders bei von Hause aus erregbaren Naturen, die ohne Rücksicht auf Erholung und Nahrungsaufnahme mit Aufbietung aller Energie ihrer Thätigkeit nachgehen, auffallend zur Ausbildung von Arteriosklerose. Diesen Leuten ist selten zu helfen; sie erhoffen alles von einer mehrwöchigen Kur in irgend einer Anstalt und verdoppeln oft noch vorher ihre Leistungen gerade in Aussicht auf diese Kur. Die Durchführung regelmässig anzuwendender Verordnungen scheitert an ihrer Ungeduld und Nervosität. Est ist schwer und undankbar, solche Leute zu behandeln. Wenn die erschöpften Nerven nicht mehr funktionieren wollen, greifen sie zu Alkohol und Tabak, zu Kaffee und Thee, um sich zu betäuben.

Eine Erholung von einigen Wochen ohne ein zweckmässiges Verhalten während der übrigen Zeit des Jahres kann keinen dauernden Erfolg erzielen; häufig endet sogar die für die Erholung bestimmte Zeit, auf die der Patient und die Angehörigen die grösste Hoffnung gesetzt haben, mit einer Verschlechterung des Zustands, wenn die Kur, um in wenigen Wochen etwas zu erzielen, besonders beschleunigt wird, wodurch die durch Anstrengung hervorgerufenen Zustände durch Hinzutreten neuer Anforderungen nur noch verschlimmert werden. Solchen Leuten muss man klaren Wein einschenken, man muss ihnen die Nutzlosigkeit dieses Unternehmens vor Augen stellen, man muss ihnen den Gang und den Zusammenhang der Erscheinungen klar machen, wohin dieser Zustand führt, und dass nur eine richtige Abwechslung von Arbeit und Ruhe dauernd mehr leistet als eine Kur, welchen Namen sie auch immer trage. Leider macht eine derartige Eröffnung selten einen tiefen Eindruck, man konsultiert einen anderen Arzt, der die Sache nicht richtig durchschaut und dem Kranken die Besorgnis ausredet. Dann geht es im alten Tempo weiter, bis ein Anfall von Herzkrampf oder eine Apoplexie den Kranken plötzlich aus seiner Nonchalange aufrüttelt.

In zweiter Linie ist zu nennen als sehr wichtiger Faktor, die Behandlung mit Bädern. Die Erfahrung hat gelehrt, dass gewisse Bäder den Kreislauf günstig beeinflussen. Gewöhnliche warme Bäder sowie warme salzige Bäder rufen eine Gefässerweiterung in der Haut hervor; sie erniedrigen den Druck und befördern die Cirkulation und zwar besonders dann, wenn sie mit Massage des ganzen Körpers verbunden sind.

Eine intensivere Wirkung haben kohlensaure Bäder, wie z. B. die in Nauheim, die sich aber eben so gut zu Hause anfertigen lassen.

Diese künstlichen kohlensauren Bäder sollen den natürlichen Quellen möglichst nahe kommen, dadurch, dass das Gas in möglichst kleinen Bläschen darin frei wird und sich auch so dicht auf der Haut des Badenden absetzt. Für die Privatpraxis kommen da zwei Verfahren in Betracht. Beim älteren derselben stellt man das Gas dar aus einem kohlensauren Salze und einer Säure in geringem Ueberschuss z. B. Salzsäure. Auf ein Gewichtsteil Natriumbicarbonat kommt etwa $1^1/_2$ Gewichtsteile rohe Salzsäure, wobei zu beachten ist, dass 100 Gramm dieser Säure 75 ccm sind. Ein den stärkeren Nauheimer Bädern entsprechendes Bad würde 1 kg Natr. bicarb. und $1^1/_2$ kg = 1125 ccm rohe Salzsäure erfordern pro 250 Liter Wasser. Diese Zusätze verringern sich selbstverständlich bei geringerem Wasserbedarf. Man löst das Natr. bicarb. im Bad und giebt die Salzsäure in der Weise zu, dass man eine mit der Säure gefüllte enghalsige Flasche unter den Wasserspiegel und hin und her bewegend langsam ausfliessen lässt. Das Bad darf beim Einsteigen nicht sehr bewegt werden. Diese Methode habe ich mit sehr gutem Erfolg bei vielen Dutzenden von Arteriosklerotikern und anderen Herzkranken in Anwendung gebracht.

Weniger feinblasig ist die Entwickelung durch schwefelsaures Salz und kohlensaures Natron im Verhältniss von 100 : 140. Die Firma Sandow in Hamburg liefert diese Zusätze fertig dispensirt für 1 Vollbad 4 Päckchen Natr. bicarb. à 250 gr und 4 Tafeln Kali bisulf. von entsprechendem Gewicht. Zuerst werden die Tafeln in das Badewasser gelegt, dann steigt der Kranke in das Bad und nun wird das Natr. bicarb. zugefügt. Die Entwickelung hält 20 Minuten an. Die Temperatur des Wassers wird anfangs zweckmässig indifferent gewählt, später geht man bis zu 25° Celsius herunter. Dauer 7—10 bis 30 Minuten. Der Preis eines solchen Bades stellt sich mit den Sandow'schen Zusätzen auf 1 Mk., mit Salz und Säure auf 40—60 Pfennig.

Die Hauptsache scheint in der reizenden Einwirkung der Kohlensäure auf die Haut und in der dadurch bewirkten Erweiterung der Hautgefässe zu liegen. Im Kohlensäurebad wird die Haut mit unzähligen kleinen Kohlensäurebläschen beschlagen, was ein Stechen und Grübeln hervorruft. Dass die starke Blutüberfüllung in dem grossen Gefässgebiet der Haut den arteriellen Blutdruck bedeutend herabsetzen muss, ist ausser allem Zweifel, weshalb die Bäder besonders arteriosklerotische Patienten mit erhöhtem arteriellen Druck benützen sollten, doch darf er ja nicht zu stark sein, sonst schadet das Bad.

„Dampfbäder aller Formen können mit Vorteil angewendet werden" schreibt Rosenbach. Ich möchte diesem nur bedingt beistimmen. Ich habe manche sehr schlechte Resultate und einmal einen direkten Todesfall in einem Dampfbad gesehen. Jedenfalls muss man bei bestehender Erhöhung des Drucks im Gefässystem und bei zweifellosen Erscheinungen von Gehirnhyperämie unbedingt davon abstehen. Eher kommen noch in Betracht lokale Dampfbäder oder Kastendampfbäder; speziell den elektrischen Kastenlichtbädern wird nachgesagt, dass sie die Herzthätigkeit nicht so erregen. Aber trotz aller Reklame, welche geprüfte und ungeprüfte Heilkünstler über die elektrischen Lichtbäder gemacht haben, muss ich feststellen, dass ich bei dem grossen Krankenmaterial, das ich in die elektrischen Lichtbäder geschickt habe, selten ein günstiges Resultat gesehen habe, die meisten sind zu den gewöhnlichen Kastendampfbädern zurückgekehrt.

Das kalte Bad kann man arteriosklerotischen Patienten im vorgeschrittenen Stadium nicht mehr empfehlen, weil die starke Kontraktion, welche im ersten Augenblick eintritt, eine schädliche lebensgefährliche Drucksteigerung erzeugen kann, eher sind zu empfehlen die 23 grädigen Halbbäder mit 19 grädigem Rückenguss, aber nur solchen, die noch in den ersten Stadien der Krankheit stehen. Ueberhaupt müssen Kaltwasserkuren sehr vorsichtig gehandhabt werden; sie können natürlich, in richtiger Weise vorgenommen, im Beginn der Erkrankung sehr wirksam sein, später sind sie ganz wirkungslos, oft sogar schädlich.

Dagegen haben sich mir in manchen Fällen, namentlich zur Beseitigung der Kopfschmerzen, der Schwindelerscheinungen oder der Anfälle von Atemnot länger dauernde warme Fussbäder oder lauwarme Vollbäder und Uebergiessungen bewährt; letztere dürfen aber nicht lange dauern, auch nicht kalt sein, damit nicht eine länger dauernde Kontraktion der kleinsten Gefässe herbeigeführt wird.

Was die Behandlung der Arteriosklerose mit inneren Mitteln anbelangt, so haben alle Autoren erklärt, dass es keine giebt, welche bereits begonnene und nachweisbare arteriosklerose tische Veränderungen rückgängig machen können. Ich kann dies nicht bestätigen. Wenn es gelingt, durch innere Mittel ausgesprochene und nachweisbare arteriosklerotische Veränderungen zu beseitigen, wie durch Geräuschbildung erkenntliche endarteriitische Prozesse an den Klappen, so giebt es entschieden Mittel, welche auf diesen Prozess einzuwirken im Stande sind. Ich habe eine grosse Anzahl von Fällen behandelt, bei denen von Autoren ersten Rangs die arteriosklerotischen Veränderungen an den Klappen und der Hauptschlagader festgestellt wurden, Veränderungen, die lange Zeit bestanden hatten, bis sie durch die nachher zu erwähnenden Mittel beseitigt worden sind, was dann auch von jenen Autoren, denen sich die Patienten wieder vorstellten, staunend anerkannt wurde.

Das erste Mittel ist Ergotin. — von Recklinghausen und Grünfeld haben nachgewiesen, dass bei Ergotinvergiftung die Wandung der Arterien hyalin degeneriert und an anderen Stellen ganz oder halb erstarrt war, die Schichten der Gefässwand waren zu einer homogenen Masse verbacken, die sich mit Jodkalium intensiv und ganz gleichmässig braun färbt und dadurch an Amyloid erinnert. Im Anfang der Vergiftung waren die Gefässe krampfhaft contrahiert. Also äusserte sich die Ergotinvergiftung zuerst in einer Ueberreizung, in einer krampfhaften Spannung der Gefässe, wobei die Herzthätigkeit erhöht und hart war, und nachher in einer Degeneration, bald Erweichung, bald Verhärtung der Gefässe. — Von diesen Beobachtungen ausgehend habe ich vor etwa 10 Jahren begonnen, Ergotin gegen beginnende und ausgesprochene Arteriosklerose in Anwendung zu bringen. Im Beginn des Leidens, wenn nur die Reizung der Herzthätigkeit, der harte Herzton etc. vorhanden war, verwandte ich schwächere Lösungen, 3—6 Dezimale, bei weiter vorgeschrittenen Formen, bei endarteriitischen Prozessen an den Klappen und der Hauptschlagader, in zweiter und erster Verreibung letztere vorwiegend. Mit diesem Mittel habe ich hauptsächlich die vielen oben erwähnten nachgewiesenen Heilungen erzielt.

Etwa 5 Jahre später habe ich in dem Werke Rosenbachs über Herzkrankheiten die Notiz gefunden: „von grösseren Gaben Ergotin (0,2. 3—4 mal täglich), haben wir gerade bei den Kompensationsstörungen im Verlauf der Arteriosklerose oft sehr gute Erfolge gesehen und zwar namentlich dann, wenn der Puls nicht mehr frequent ist." — Rosenbach verordnet das Ergotin entweder als Infus (Infus. sec. cor. 10,0 bis 15,0 : 150,0 adde Aether. sulf. 3,0 und Acid. hydrochlor. 1,0 oder Ergotin 2,0—4,0 : 150,0, adde acet. Digit. oder Spir. aeth. 5,0, Dt. 3 mal täglich 1 Esslöffel, oder als Pillen Ergotin 3,0 Extr. convall. majalis, 3,0 od. Putr. fol. Digit. 2,0 Putr. et. extr. gent. g. s. ut. f. pil. N. 50. Dt. 3 mal täglich 2 Pillen. Von den Infusen habe ich nie Gebrauch gemacht, sehr häufig dagegen von den Pillen, mit denen ich oft sehr schöne Resultate erzielte, hinter denen aber die Anwendung von Ergotin I Verreibung nicht zurück blieb. Ich glaube, dass das Mittel verdient, allgemein angewendet zu werden. —

Ein zweites wichtiges Mittel ist Plumbum, das Blei. — Maier und Gesenius, sowie auch Lunz fanden bei Bleivergiftung sehr charakteristische und sich sehr rasch ausbildende Gefässveränderungen, und in vielen Fällen fettige Entartung oder auch Verhärtung der mittleren Schicht, der Media der Gefässe. Galiagni fand sklerosierende Prozesse in den Nieren mit geringer Beteiligung des Nierenepithels und später arteriitis obliterans; er fand ferner die Blutgefässe in vielen andern Organen ähnlich verändert, die zu- und abführenden Gefässe zeigten exuisitiv hyaline Degeneration (cfr. oben unsere Arterio — capillary fibrosis, die schon von Gall und Sutton so genannt wurde); die Intima der grösseren Gefässe ist stark verdickt. Nach Jul. Gayler bestehen die Gefässveränderungen durch Bleivergiftung in einem Schwund der Muskelzellen der Media an den mittleren und kleineren Arterien und Zunahme des Bindegewebes, sowie in einer endarteriitis obliterans, also auch die oben erwähnte Arterio — capillary — fibroin. Gesenius (1887) und R. Maier, die ihre Vergiftungen viel länger fortsetzten, fanden fast in allen Organen nicht nur physikalisch, sondern auch mikroskopisch nachweisbare Gefässveränderungen. Diese Alterationen treffen nach Gesenius in erster Reihe die zelligen Elemente der Gefässe, insbesondere die Zellen der Muskelschicht der kleinen Arterien, dann auch die des Endothels. Die Zellen werden trübe und enthalten kernige und fettige Niederschläge. Dann verschwinden die Kerne; die Zellen schrumpfen, und die Zwischensubstanz löst sich. Das Resultat dieser Veränderungen ist eine Lockerung der Schichtungen; Verlust und Contractilität und passive Erweiterung der Gefässe mit Bildung zahlloser kleiner Aneurysmen, die natürlich bald zerreissen und zu multiglen Blutungen führen. Dabei werden die Organe schlecht ernährt und die gegen Ernährungsstörungen sehr empfindlichen Ganglienzellen des Gehirns, Rückenmarks, des Auerbach'schen und Meissnerschen Plexus degenieren schnell. Sodann werden auch die Muskeln der drüsigen Organe, das Bindegewebe und zuletzt die Knochen dadurch verändert.

Ich habe Plumb. met. bei Arteriosklerose sehr häufig angewandt, aber meist in hohen Verdünnungen. Ich bin sonst kein Freund von hohen Verdünnungen, aber bei diesem Mittel habe ich bei der Anwendung von hohen Verdünnungen oft ganz enorme Erfolge gesehen und zwar besonders bei den Formen, die mit den Symptomen der Granularniere verbunden waren. Ich erinnere mich an Patienten, die sich nach vorhergehender schlimmer Zeit Jahre lang relativ wohl befanden, oft Monate lang eiweissfrei waren, so lange sie in Pausen Plumbum nahmen.

Nur einen Fall will ich erwähnen, der in seinem Ausgang wirklich grossartig war. Im Mai 1900 kam ein 22jähriges Mädchen aus Kab zu mir, wegen grosser allgemeiner Abgeschlagenheit, heftigem Herzklopfen und Klopfen im Kopf mit vielem Kopfweh und vielen anderen Beschwerden. Ich konstatierte leichte Hypertrophie des linken Ventrikels, ungemein stürmische Herzthätigkeit, Brustwand wird jedesmal vorgewölbt, Aortenton und Pulmonalton ganz enorm hart und klappend, ebenso die Carolis und Pulmonalis, Schläfenarterien fühlen sich hart an und fühlt man dort deutlich den Herzschlag. Urin bei 9 Proben (morgens und abends) extra verfüllt, spezifisches Gewicht zwischen 1005 und 1008, zuweilen Spuren von Eiweiss und jedesmal einige wenige hyaline Cylinder. Diagnose: Arteriosklerose mit dem Typus der Nierensklerose — Anamnese: beide Eltern in früher Jugend an Apoplexie gestorben, sonst keine Ursache nachweisbar. — Therapie: 3 mal täglich 2 Stunden den Eisbeutel, 3 mal wöchentlich warme Vollbäder, Plumb. met. 30te Pot. Morgens und abends 5 Tropfen Glonoin 6te Pot. und Sulfur 10te Pot. tagsüber zweistündlich im Wechsel.

Da sich das Mädchen auf die Verordnung sehr wohl befand, brachte sie das nächste Mal im darauffolgenden Monat ihre Schwester mit und zwar führte sie dieselbe an der Hand in mein Sprechzimmer. Die Schwester war 24 Jahre, hat vor einem halben Jahre das Augenlicht fast ganz verloren und sich deshalb zu einem hiesigen Augenarzt in Behandlung gegeben, derselbe konstatierte eine retinitis, verordnete nach einander 3 Schmierkuren mit grauer Salbe und grosse Gaben Jodkali. Unter dieser sinnlosen Behandlung brach das arme Mädchen fast zusammen und verliess schliesslich, im Augenlicht bedeutend verschlimmert und körperlich durch die wahnsinnige Quecksilber- und Jodkur gänzlich ruiniert die Klinik des berühmten Spezialisten. Sie war nun zu mir gekommen, um auch noch bei mir ihr Glück zu versuchen, nachdem die verordnete Kur ihrer Schwester so gut bekommen. Augenuntersuchung hatte ich keine vorgenommen, sonst war der Befund ganz derselbe, wie bei der Schwester, Herzhypertrophie, enorm harte Herzthätigkeit, klopfender Aorten-, Pulmonal-, Carolis- und Curalton, dazu kam noch ein starkes Geräusch aber der Aorta, das man über den ganzen Brustkorb hörte. Diagnose: Arteriosklerose mit Nierensklerose, Sklerose der Retinalarterien, relative Insufficienz der Aortenklappen. Therapie: dieselbe wie bei der Schwester. Kommt wieder am 15. September, begleitet noch von der Schwester, sagt aber, alle Gegen stände wieder unterscheiden, aber noch nicht lesen zu können. Spezifisches Gewicht des Urins abends 1012, Spuren von Eiweiss und hyaline Cylinder, morgens spez. Gewicht 1024, frei von Eiweiss und hyalinen Cylinder. — Herzthätigkeit bedeutend weicher, besonders Aorten- und Pulmonalton, Geräusch leichter, schwächer, nur noch angedeutet; Herzfigur zurückgegangen. — Verordnung: Eisbeutel und warme Bäder fortfahren, Kniegüsse; innere Medikation: Plumbum met. 30 fortfahren, Ergolin [4] + Glonoin [5], und Sulfur [10], abends 15 Tropfen Gelsem. semp. in Dezimalverdünnung. —

Am 27. Dezember kam sie zum dritten Mal allein. Sie behauptete, auch die kleinsten Gegenstände wieder zu erkennen sowie gross Gedrucktes wieder lesen zu können: Herzklopfen, Kopfweh, Atemnot beim Steigen und die Aufregungen verschwunden, befindet sich recht wohl und ist recht leistungsfähig nur zu sehr, wie ich ihr warnend sagte. — Urin spez. Gewicht: Abends 1022, morgens 1026, kein Eiweiss, keine Cylinder, etwas harnsaure Salze. Herz-, figur noch minimal nach links vergrössert, Töne noch etwas hart, aber ruhig, so im Stehen Geräusche vollständig verschwunden. — Ich möchte bemerken, dass die Patientin über die ganze Kur im Bett gelegen ist, mit Ausnahme der Besuche, die sie bei mir gemacht hat. Sie befindet sich noch in meiner Behandlung. — Die Schwester hat alle Symptome der beginnenden Sklerose durch mehrere Monate hindurch streng fortgesetzte Kur verloren — aber ich bin mit dem Erfolg von Plumbum, dem ich die erste Stelle vindiciere, Glonoin und Sulfur sehr zufrieden. Was die unsinnige Quecksilber- und Jodkalikur verdorben, haben die milden, aber spezifisch wirkenden Mittel mit den paar Wasseranwendungen wieder gut gemacht.

Eine noch stärkere Veränderung der Gefässe als das Blei bringt der Phosphor hervor und zwar auch Cirrhose, Verhärtung, besonders in der Niere und Leber, aber auch in allen anderen Organen. Ich verwende den Phosphor je nach der Individualität, dem Alter und den Symptomen in der 3—6. Verdünnung, und ich glaube, von ihm zuweilen ganz schöne Resultate gesehen zu haben.

Auch Aurum bringt Veränderungen in den Arterien hervor, es scheint eine ganz besondere Affinität zur Hauptschlagader zu haben, und fand ich es dann besonders angezeigt, wenn der Aortenton metallisch klingend und hart war, also bei beginnender Arteriosklerose oder Erweiterung der Aorta.

Noch ist zu erwähnen Jodum. Jod macht eine ausgesprochene Endarteriitis in den kleinsten Gefässen, wenn es in den oft leider üblichen, grossen Dosen angewendet wird; es führt schliesslich weniger zur Verkalkung als zur fettigen Entartung.

Sowohl Jodkali als Jodnatrium bringen den Blutdruck zum Sinken und beschleunigen die Herzthätigkeit. Jodkali steigert zuerst den Blutdruck und verlangsamt die Herzthätigkeit, erst danach sinkt der Blutdruck und nimmt die Pulsfrequenz zu*). — Schon vorher hatte Huchard**) festgestellt, dass man mit grossen Dosen Jodkalium den Blutdruck bedeutend erniedrigen kann.

Dementsprechend können wir Jodkalium und Jodnatrium beim erhöhten arteriellen Druck anwenden. Meist ist Jodnatrium vorzuziehen, weil es die anfängliche Druckerhöhung von Jodkali nicht hat, auch wird es im Magen besser ertragen. Huchard empfiehlt in den frühen Stadien der Arteriosklerose während 20 Tagen schwache Dosen von Jodnatrium, 10—30 cg täglich, in den übrigen Tagen Trinitrin, als nachher besprochen werden wird. Diese Kur lässt er ein Jahr lang fortsetzen.

Ich gebe Jodnatrium 1:10, besonders im Beginn bei harter Spannung, später bei weicherem schwächern Puls die 3—4 dilutio, und in den restierenden 10 Tagen Glonoin, beziehungsweise Trinitrin 3. dilut. Auch Jodstrontium und Jodkalium haben ähnliche aber schwächere Wirkung. —

Sind bereits arteriosklerotische Veränderungen vorhanden, so ist auch Jod noch angezeigt, aber in etwas stärkeren Verdünnungen, Jodnatrium und Aqua dert. aa. In 3 Fällen von deutlicher Aortenklappenentzündung, Aortendilatation und Symptomen von Herzangst, verschwanden die Geräusche und die Anfälle von Herzangst. In mehreren Fällen wurden die Geräusche bedeutend abgeschwächt.

G. Sée***) betrachtet die Jodverbindungen nicht als Heilmittel gegen die arteriosklerotischen und atheromatösen Veränderungen, sondern als die besten Regulatoren der peripheren

---

*) G. Sée, traité des maladies de coeur, Paris 1893, Bd. II, S. 193.
**) Huchard, Bullet. gén. de thérap. — Août et Sept. 1892.
***) G. Sée, traité des maladies du coeur, Paris 1893, Bd. II, S. 102.

Cirkulation. In der That sieht man, sagt er, die von der Arteriosklerose bewirkten Störungen in einer merkwürdigen Weise zurückgehen, ja sogar verschwinden, die sklerotischen Arterien bleiben aber rigid, induriert und atheromatös. Bei der Sektion findet man die Veränderungen wieder, auch wenn die Patienten seit einer längeren oder kürzeren Zeit eine ungewöhnliche Erleichterung ihrer Beschwerden gehabt haben. —

Meine Beobachtungen betreffend die Jodbehandlungen stimmen mit denen von See überein; durch längere und konsequente Anwendung von Jodnatrium sah ich oft die schweren Symptome, die Atemnot und die anginösen Beschwerden bedeutend sich erleichtern. Ich verordne Natr. jod. 1. Dezimalverdünnung zuweilen auch zu gleichen Teilen mit Wasser, auch habe ich von der Combination von Arsen. jod. mit Aurum jod. in ganz niederen Verreibungen II oder III oft schöne Erfolge bei der ausgesprochenen Herzsklerose gesehen. —

Starke Dosen von Jod haben mir nie etwas genützt und ich rate, mit diesem Medikament überhaupt recht vorsichtig zu sein, da wie schon bemerkt, die Jodpräparate eine stark reizende Einwirkung auf das Gefässendothel haben und leicht congestive Zustände in den Lungen und selbst geringe Grade von Lungenödem herbeizuführen vermögen. Bei jugendlichen Individuen speziell sollte man mit dem Jod viel vorsichtiger sein, als dies heutzutage der Fall ist, und ich muss nochmals betonen, dass ich überzeugt bin, dass dieses Mittel im Uebermass und andauernd angewendet im Stande ist, Erscheinungen von endarteriitis der kleinsten Arterien herbeizuführen.

Auch Quecksilber ruft ausgesprochene Verkalkung und Entartung der Gefässe hervor. Wenn nun ein Patient, der früher einmal Syphilis hatte und Jahre lang mit den riessigsten Jod- und Quecksilberkuren behandelt wurde, in Folge dieser Maltraitierung schliesslich Arterienentartung bekam, einen Arzt, besonders einen unserer Autoren consultierte, so wurde nicht das Quecksilber oder Jod als Ursache der Arterienerkrankung angenommen, obgleich nachgewiesen ist, dass beide sie hervorrufen können, sondern die Syphilis selbst. Dann werden meist wieder ebenso riesige Quecksilber- und Jodkuren unternommen, die den Verlauf der Arteriosklerose dann oft zu einem rapiden gestalten. — Von energischen Schmierkuren habe ich in keinem Fall einen nennenswerten Erfolg, dagegen oft bedeutenden Schaden gesehen. Ein Kreisarzt aus G. in Norddeutschland, der einzelne sklerotische Herde hatte, wurde auf den Rat zweier berühmten Autoren, wie er mir selbst schrieb, in Wiesbaden mit 1800 Gramm grauer Salbe und 150 Gramm Jod tractiert. Schwere cerebrale Störungen, Lähmungserscheinungen, fast unstillbare Diarrhoen waren die Folgen davon. Ueber sein weiteres Schicksal hat er mir nichts berichtet.

Ausserdem verwende ich schon seit längerer Zeit mit sehr gutem Erfolg zwei Nitrite, das Amylnitrit und das Trinitrit. Durch eine Reihe von Autoren, Huchard[*], Littlejohn[**], Collischorm[***] und Murret[†] ist der ganz enorme Einfluss der Nitrite auf das Blutgefässsystem nachgewiesen worden Die eben erwähnten Abhandlungen sind äusserst lehrreich und lesenswert. Sie ermöglichen es dem Arzt, mit fast mathematischer Sicherheit das heilende, beruhigende, lindernde und erleichternde Mittel zu treffen.

Ich verwende das Amylnitrit (amylum nitrosum) bei Beschleunigung und Härte, Stärke des Herzschlags, bei heftigem Klopfen der Hauptschlagadern und dem dabei meist stattfindenden unerquicklichen Zustand von Angst und Unruhe; Kopfweh mit dem Gefühl des Klopfens; ferner treten dabei meist auf Rötung des Gesichts und Halses; rote Flecken auf der Brust, die allmählich grösser werden und schliesslich zusammenfliessen; Pulsieren der Halsschlagader und strahlende Wärme des Gesichts. Besonderen Nutzen fand ich auch bei der Gehirnsklerose, namentlich im Beginn derselben bei den Exaltationszuständen, solange die Symptome der Hyperä-

---

[*] Huchard, Bullet de thér 15. 1884 p. 209.
[**] Littlejohn H. D. (Edinburgh. med. Journal, Aug. 1885, p. 1897.
[***] Collischorm, Deutsch mediz. Wochenschrift 1889, Nr. 41.
[†] Murret, Lancet 1883. vol. 2. pag. 888.

mie, die oben geschildert sind, hervortreten. Ich verordne Amylnitrit dil. 3—5 je nach der Individualität des Falls und lasse es oft längere Zeit fortnehmen, aber immer nur so lange, als die erwähnten Symptome hervortretend sind. Auch in den späteren Stadien der Arteriosklerose mache ich von Amylnitrit Gebrauch, wenn infolge eingetretener Untüchtigkeit des Herzens der Blutdruck bedeutend gesunken ist, Herzthätigkeit und Atmung erschwert und dadurch die Verdauung fast ganz aufgehoben ist. Hier gebrauche ich aber höhere Verdünnung bis zur 6. —

Das Trinitrit oder Nitroglycerin, oder, wie ich es meist verschreibe, das Glonoin, hat fast dieselben Symptome wie das Amylnitrit, nur treten hier die Erscheinungen weit stürmischer auf, namentlich sind die Reizerscheinungen sehr stark ausgebildet, Herzthätigkeit sehr hart und starkes Pulsieren im Kopf; das Gesicht und selbst die Bindehaut des Auges sehr stark injiciert, starkes, sichtbares Pulsieren der Schläfenarterien. Ich verordne meist die dritte Dezimalverdünnung; nur bei Herzkrampf gebe ich die zweite. Hier ist seine Wirkung zuweilen sehr schnell und kräftig; oft verfliesst kaum eine Minute, bis der Herzkrampf abnimmt und nach 3—4 Minuten entfaltet es seine volle Wirkung. Wenn ich zum erstenmal bei einem Patienten einem solchen Anfall gegenüberstehe, gebe ich nur wenige Tropfen, denen ich, wenn nach einer Minute keine Besserung sich einstellt, eine neue stärkere Dosis folgen lass. So lässt sich dann feststellen, wieviel der Patient braucht, um mit einer Dosis den Anfall zu coupieren. In den meisten Fällen waren 15 Tropfen nötig, doch habe ich auch Patienten gehabt, welche auf einmal bis 30 Tropfen der 2. Dezimallösung eingenommen und dies mehrmals täglich wiederholt haben, ohne irgend einen Schaden zu nehmen. Doch muss ich nachtragen, dass manche Patienten das Mittel absolut nicht ertragen haben. Es stellten sich auch bei ganz geringen Gaben toxische Erscheinungen, wie Erbrechen, Schwindel, Ohnmacht ein. Auch ein Uebergang auf die 4., 5., 6., ja 10. Verdünnung hatte dieselben Resultate, im Gegenteil fand ich, dass die höheren Verdünnungen weit schlechter wirkten. In solchen Fällen muss man natürlich auf das Mittel verzichten.

Wie das Amylnitrit, so verwende ich auch das Trinitrit im letzten Stadium der Arteriosklerose bei Schwäche, steretorösem Atmen, fortgesetzter Atemnot (status anginosus), dicrotem und schwachem Puls, Cyanose, Kälte der Extrimitäten. Ich nehme da die 2—3. Pot. und ziehe dieses Mittel nach zahlreichen Beobachtungen allen anderen Mitteln, selbst dem Aether, Kampfer, Coffein- und Theobromineinspritzungen vor, die ich alle öfters, freilich oft auch mit gutem, wenn auch nur mit vorübergehendem Erfolg angewandt habe. Bemerken möchte ich noch, dass ich dieses prachtvolle Mittel ebenfalls Huchard verdanke, der im Bullet. Gén. de Therapeutique, August und September 1892 und in seiner Arbeit Maladies du Coeur Paris 1893 Seite 379 eine ganz ausgezeichnete Schilderung der Wirkung von Nitroglycerin entworfen hat. Huchard benützt eine Alkohollösung, 1 Teil Trinitrit und 100 Teile Weingeist, also dieselbe Stärke wie ich mit der 2. Dilutio. Von diesen schreibt er 2 bis 4 Tropfen morgens und abends an 10 bis 15 Tagen innerhalb eines Monats vor. Nach dem Normaltropfenzähler enthalten 6 Tropfen dieser Lösung etwa 1 Milligramm Nitroglycerin. Auch ich erlaube selbstverständlich die Anwendung meiner 2. Dilutio nur mit dem Normaltropfenzähler.

Auch Schott*) schreibt dem Nitroglycerin gefässerweiternde Eigenschaften zu. Auch er empfiehlt es bei Herzkrampf und giebt ähnliche Vorsichtsmassregeln, wie ich sie schon vor mehreren Jahren durch das Experiment am Krankenbett festgestellt habe. Seine Verordnung lautet folgendermassen:

Rp.: Nitroglycerin 0,20, tinct. Caps. 2,5, Spirit. recteficatiss.
    Aq. Menth. pip. aa. 12,5 MDt. — 2—5—10 Tropfen
    laut Vorschrift.

5 Tropfen dieser Lösung enthalten 1 mg Nitroglycerin, also auch meine zweite dilutio.

---

*) Schott, therapeutische Monatshefte. 1896 S. 139.

Nimmt nun aber im Verlaufe der Krankheit, wie dies immer der Fall ist, die Herzkraft ab und treten deutliche Ausgleichstörungen ein, dann kommen ganz andere Anzeichen für die Behandlung, es treten Vorschriften ein, ähnlich wie die für die Herzuntüchtigkeit überhaupt; wir müssen nur zu oft zu anregenden stimmulierenden Mitteln, ja selbst zu den allerenergischsten greifen. Diese Herzuntüchtigkeit kann in dreierlei Weise eintreten, einmal dadurch, dass der periphere Widerstand in so hohem Grade gesteigert wird, dass er für die Leistungsfähigkeit des Herzens zu gross wird und eine Herzerweiterung hervorruft; fürs zweite dadurch, dass krankhafte Veränderungen im Herzmuskel selbst, besonders durch Verkalkung der Herzarterien, dessen Leistungsfähigkeit wesentlich herabsetzen; fürs dritte, durch diese beiden Momente zusammen.

Beispiele der ersten Form finden wir bei häufigen und anhaltenden körperlichen und geistigen Anstrengungen, der zweiten Form bei Degeneration und chronischen entzündlichen Veränderungen am Herzfleisch, und der dritten Form bei der Arteriosklerose. Bekanntlich lokalisieren sich die arteriosklerotischen Veränderungen sowohl in den peripheren Gefässen, wodurch die Ansprüche auf das Herz gesteigert werden, als auch in dem Herzmuskel selbst, wodurch die Leistungsfähigkeit des Herzens herabgesetzt wird. Hieraus geht hervor, wie leicht arteriosklerotische Patienten der Herzuntüchtigkeit ausgesetzt sind. In der That finden wir fast in jedem Stadium der Krankheit Symptome von absoluter und relativer Herzschwäche. Je weiter das Leiden vorschreitet, um so häufiger tritt die Herzuntüchtigkeit auf und um so mehr drückt sie ihr Gepräge dem Krankheitsbilde auf. Aber ich habe auch schon in sehr frühen Stadien Symptome von schwerer Herzuntüchtigkeit gesehen; die Herzuntüchtigkeit kann also auch vorübergehend sein, so dass wir also keineswegs immer diesen Symptomenkomplex als das Endstadium der Krankheit auffassen dürfen. Auch ist die Herzinsufficienz nicht immer der Ausgang, viele Patienten sterben, ohne Zeichen davon dargeboten haben.

Es ist für die Patienten von ganz enormem Wert, dass der Arzt die Herzuntüchtigkeit schon in ihrem ersten Anfang erkennt und gleich die richtige Behandlung einleitet. Meist wird ja der Arzt erst dann konsultiert, wenn das eine oder andere Symptom von Herzuntüchtigkeit eintritt. Die Behandlung dieser Störung ist sehr schwer, aber nicht immer undankbar. Es handelt sich hier um zwei Punkte, einmal Beseitigung von abnormen Widerständen, zweitens Stärkung der Herzkraft.

Die erste Indikation ist äusserst wichtig, und werden wir immer erst ihr gerecht werden müssen, ehe wir zu den stärkeren Mitteln greifen. In manchen Fällen genügt es, diesen Indikationen zu genügen, um eine leichte Herzuntüchtigkeit zu heben. Mit Herztonika muss man warten, bis diese Mittel absolut notwendig werden. Ich habe oft gesehen, wie arteriosklerotische Patienten, welche mit schweren Symptomen von Herzuntüchtigkeit, wie verbreitetes Oedem, Bauchwassersucht, Venenpuls, Atemnot, verminderter Harnmenge, Leberschwellung etc. in Behandlung kamen, durch Bettliegen, ein mildes Abführmittel und absolute Milchdiät eine reichliche Harnausscheidung bekamen und ziemlich bald von ihren Stauungssymptomen befreit wurden. Gar viele Aerzte aber, und besonders die jüngeren und weniger erfahrenen, greifen gleich beim ersten Zeichen einer Kreislaufstörung zu Digitalis. Aber bevor man zu diesem letzten Mittel greift, muss man erst versuchen, „die Anforderungen an die ausserwesentliche Arbeit des Organismus soweit herabzusetzen als irgendwie möglich ist, damit die Ausgleichapparate, von der Leistung ausserwesentlicher, unnützer Arbeit entlastet, nach Möglichkeit die Anforderungen der wesentlichen Arbeit erfüllen kann" (Rosenbach).

Daher empfehle ich in solchen Zuständen absolute Ruhe, womöglich Bettruhe und leichteste, aber nahrhafte Diät, unter sorgfältiger Regulierung des Stuhlganges. Kohlenhydrate sind in Form von zuckerhaltigen Substanzen, Malzextrakt, Kratoffelpuree, Reis etc. zuzuführen; die Eiweissnahrung besteht aus Milch und Eiern oder geschabtem und gebratenem Fleisch, besonders saure Milch ist sehr zu empfehlen, weil sie ein treffliches, oft appetitanregendes Nahrungsmittel ist und auch günstig auf den Stuhl wirkt.

Ueberhaupt ist es sehr wichtig, stets den Stuhlgang zu regulieren und man ist häufig genötigt, ihn durch salinische und andere Abführmittel, unter denen Rhabarber und Aloë, Senna, Faulbaumrinde, Cascara, Sagrada am meisten zu bevorzugen sind und am meisten befördern. Aloë ist bei Hämorrhoidalleiden nicht so gut, da sie stärkere Blutzufuhr zur Darmschleimhaut bewirkt und dadurch die Blutung begünstigt; salinische Abführmittel dürfen aber nicht anhaltend gebraucht werden, weil sich sonst ein starker Reizzustand des Magens und Darms einzustellen pflegt.

Bei stark erhöhter Triebkraft mit den Zeichen der Herzvergrösserung und der geweblichen Veränderung an der Gefässwand muss für eine temporäre, ergiebige Entlastung des Gefässystems gesorgt werden, eventuell sogar durch Blutentziehungen, durch Blutegel oder den Aderlass; diese Applikationen aber dürfen nicht häufig in Anwendung gezogen werden und müssen auf blutreiche Leute beschränkt bleiben. Dagegen ist es häufig sehr zu empfehlen, zur Entlastung diese Blutentziehungen zu ersetzen oder zu ergänzen durch mässige oder methodische Kuren mit milden Abführmitteln (Bitterwässer, Marienbader Kreuzbrunnen, Homburger und Karlsbader Wasser etc., ferner Cremor tartari, tartarus boraxatus, Curellapulver und andere milde Mittel), sowie durch direkt ableitende Arzneien, wie Glonoin in höherer, Bellad., Gelsem. semp. in niederer Verdünnung. —

Von vielen Aerzten wird in diesen Stadien der Kreislaufstörungen auch eine Milchkur empfohlen, teils modifiziert, wobei die Milch zur Bereitung verschiedener Speisen benützt wird, welche alle für den Patienten sehr geeignet zu sein pflegen, ausserdem werden im Laufe des Tags einige Glas reine Milch getrunken, teils absolut, wobei täglich bis zu drei Liter Milch verordnet wird. Letztere wird wegen der auftretenden Blähungen von den wenigsten längere Zeit ertragen, während die erstere den meisten gut bekommt. In ganz schlimmen Fällen und namentlich, wenn urämische Anfälle bei Nierenstörungen sich einstellen, kann man ja einige Tage absolute Milchdiät verordnen. sowie aber nach einigen Tagen die wesentlichen Symptome sich gebessert haben, muss der tägliche Milchkonsum vermindert und der Genuss anderer Nahrungsmittel gestattet werden.

Vor kurzem hat Rumpf*) gegen die Milch wegen ihres Kalkgehaltes gewisse Bedenken geäussert und sie geradezu beschuldigt, Arteriosklerose hervorzurufen. Durch direkte Versuche hat er nachgewiesen, dass bei der Milchdiät Kalk im Körper zurückgehalten wird, er verordnet deshalb eine kalkarme Diät; eine aus Fleisch, Brot, Fisch, Kartoffeln und Aepfeln bestehende Kost enthält nur 1/10 der Kalkmengen einer Milchquantität von entsprechendem Nahrungswert. Als Getränk empfiehlt er destiliertes kohlensaures Wasser, welches mit 0,5 g Chlornatrium und 0,5 g citronensaurem Natrium versetzt wird. Ich habe diese Kur mehrfach verordnet, aber nicht den geringsten Einfluss auf den arteriosklerotischen Prozess gesehen.

Sind Zeichen deutlicher Druckabnahme im Gefässystem vorhanden, d. h. ist die Beschleunigung des Blutstroms sichtlich geringer geworden und besteht schon Verringerung der Nierensekretion, so ist Digitalis erst in kleineren, dann in grösseren Dosen am Platze. Das am meisten benutzte Präparat, weil die Wirkung eine schnelle und kräftige ist, ist das Infus (0,5—2,0 : 150,0). In mässigen Dosen angewendet reguliert die Digitalis unzweifelhaft die Herzthätigkeit und verlangsamt

---

*) Rumpf, Berliner klin. Wochenschrift 1897. S 262, 289.

sie entweder von Anfang an oder nach einer vorausgehenden Beschleunigung. Zu gleicher Zeit wird die Energie der Herzthätigkeit und der arterielle Druck gesteigert. Zuweilen ruft Digitalis auch eine Gefässverengerung hervor, sie ist deshalb nicht angezeigt, wenn, was bei der Arteriosklerose leider häufig der Fall ist, die Arterien bereits vorher zusammengezogen und hart sind. Besser ist es oft, in kurzer Zeit stärkere Dosen zu geben, als während einer längeren Zeit geringe oft wiederholte Gaben, weil man im ersteren Falle weniger Vergiftungssymptome riskiert. Dies ist im allgemeinen zutreffend, doch habe ich auch Ausnahmen davon gesehen, dass Patienten jahrelang Digitalis in kleineren Gaben ohne Schaden genommen haben. Damit die Digitalis ihre volle Wirkung entfaltet, ist es vorteilhaft, wie Huchard hervorhebt, gewisse vorbereitende Massregeln zu ergreifen, wodurch bedeutende Hindernisse beseitigt werden, welche das Mittel erfolglos machen können. So müssen hydropische Patienten ins Bett gelegt werden, ein bis zwei Esslöffel Ricinusöl einnehmen und nur Milch geniessen. Durch das Abführmittel wird die Darmperistaltik erregt, wodurch eine günstige Wirkung auf die Kreislaufverhältnisse in der Bauchhöhle ausgeübt wird; durch die absolute Milchdiät wird die Nierenthätigkeit angespornt. Nach ein bis zwei Tagen wird Digitalis gegeben; die durch die Milchdiät eingeleitete Diurese steigt nun mächtig, nicht selten bis auf 3 bis 4 Liter pro Tag.

Solange sich Oedeme oder Bauchwassersucht vorfinden, muss man, wenn auch in Pausen, mit Digitalis fortfahren, hört aber sogleich damit auf, wenn die Transsudate verschwunden sind. Aber so vorsichtig man auch sein mag, schliesslich verliert die Digitalis doch ihre Wirkung. Die schnell aufeinanderfolgenden Anfälle von Herzuntüchtigkeit werden immer schwerer und können endlich nicht mehr bekämpft werden. Wir müssen dann zu anderen herzstärkenden und zu wassertreibenden Mitteln greifen, obgleich die Aussicht auf Erfolg nur eine sehr geringe ist. Indessen trifft es ab und zu ein, dass andere Herztonika eine überraschend gute Wirkung ausüben, auch wenn sich die Digitalis ganz machtlos erwiesen hat. Namentlich Coffein hat, wenn Digitalis ganz erfolglos gewesen, noch häufig gute Dienste geleistet, indem es die Herzthätigkeit wesentlich verbessert und die Harnausscheidung beträchtlich gesteigert hat.

Ausser dem Infus wird auch die Tinctur, das extractum fluidum, das Pulver verwendet, auch ein Alkoloid, das Digitalinum cryst., ein französisches Präparat. Ich habe es auch öfters verwendet, natürlich nur wenn Digitalis überhaupt angezeigt war, und zwar in einer Lösung, die ich aus einer Pharmacie in Paris bezog. 1 Gramm dieser Lösung enthält 1 mg Digitalinum cryst.; dieses Quantum, welches 40 Tropfen der Tinctur entspricht wird auf einmal gegeben; nicht früher als nach 1—2 Wochen wird diese Gabe, wenn nötig, wiederholt. — Die Wirkung ist constant eingetreten, glücklicherweise in allen Fällen mit gutem Erfolg. Kein einziges Mal kam es zu Vergiftungserscheinungen. Ich bin mit der Zeit wieder davon abgekommen, weil die Anwendung dieses noch wenig studierten Mittels immer mit grosser Aufregung und Sorgen den Erfolg betreffend für mich verbunden war. Glücklicherweise ist es immer gut abgelaufen.

Das Digitalinum verum (Fabrik Böhringer, Waldhof), Einzeldosis 0,5—5 mg. Tagesdosis 1—50 mg wurde von Deucher in Sahlis Klinik in Bern versucht. Die Resultate waren nicht ermundernd und konnte die Wirkung des Mittels mit der des Digitalis infus einen Vergleich nicht aushalten.

Dagegen verordnete ich mit Vorliebe das Digitoxin und zwar nach folgendem Rezept: Digitoxin Merck 0,00025 fere cum sacch. lact. ad. 0,5. — Dt. 3 mal täglich ein Pulver. Es hat mir in vielen Fällen noch gute Dienste geleistet, wo das Infus und Digitalis versagt hat, besonders bei Erkrankungen des Herzmuskels, Cardiosklerose mit Wassersucht verbunden. Es ist zu beachten, dass das Mittel am besten eine Viertel- bis

eine halbe Stunde nach den Mahlzeiten genommen und zwar wie schon bemerkt 3 mal täglich. —
Die tinctura Digitalis ist schwächer und unsicherer als das Infus. Besser ist das extr. fluid. Digitalis, das so gut oder fast noch besser wirkt, als das Infus, auch die folia digitalis purp. werden oft mit gutem Erfolg angewendet.

Als Ersatzmittel für die Digitalis wird viel die Strophantustinctur angewendet, die zweifellos auch eine herzstärkende Wirkung hat, aber weit hinter Digitalis zurückbleibt. Man benutzt es mit Erfolg, wenn Digitalis seine Rolle ausgespielt hat und auch unmittelbar bei leichten Graden von Herzuntüchtigkeit. Es kann wochenlang ohne Gefahr gegeben werden, 5—8—10 Tropfen, 1—2—3 mal täglich. — Ich habe gefunden, dass Strophantus 1., auch 2. Dezimale meist ebenso gut oder noch besser gewirkt hat als die Tinctur und von den Patienten viel lieber genommen wurde, auch eignet sich die Verdünnung namentlich zu längerem Gebrauch. Auch das Coffein besitzt eine deutliche herzstärkende Wirkung und wirkt nebenbei auch gut auf die Wasserausscheidung ein, letzteres nicht allein durch Steigerung des arteriellen Blutdrucks, sondern teilweise auch durch direkten Einfluss auf das Nierenepithel. Meist wird das Coffein mit dem salicylsauren oder benzorsauren Natrium vermengt verschrieben, mit welchem es leicht lösliche Doppelsalze bildet, wie z. B. Coffein, Natr. benz. aa. 5,0 Aqua 150,0 Dt. einen Dessert- bis Esslöffel 2—4 mal täglich; ebenso ist die Vermengung mit Natrium salicyl. Ich verordne meist Coff. natr. benz. oder natr. salic. trit. I, 2—3stündlich erbsen- bis bohnengross und war mit seiner herzstärkenden Wirkung sehr zufrieden; auf die Wasserausscheidung hat es in dieser Verdünnung nicht eingewirkt. In schweren Fällen von Herzasthma und drohender Herzlähmung, wo eine Resorption vom Magen aus ausgeschlossen war, habe ich es immer zu subcutanen Injectionen benutzt, Coff. natr. benz. oder natr. salicl. 1,0 : 10,0 Paraff. liquid., nach Bedarf zu injicieren; in manchen Fällen musste ich täglich 4 Spritzen geben, um über kritische

Zustände hinwegzukommen. Manche Autoren haben davor gewarnt, weil es leicht Herzkrampf und dadurch Herzlähmung hervorrufe. An seine Stelle kann natürlich auch Campher zu subcutanen Injectionen treten (Camphorae 1,0, Paraff. liquid. 10,0). —

Adonis vernalis (Infus 3,0—5,0 : 150,0, 4—6 mal einen Esslöffel), das angeblich das Herz stärkt und die Harnausscheidung anregt, hat mir nie etwas genützt. Eher noch Convallaria majalis, das extractum acquosum in der Dosis von 1—2 Gramm pro die. Edgren verordnet Extr. conval. maj. 2,0, spir. dil. 10,0, MDt. 20—25 Tropfen 4 mal täglich. Für sich allein habe ich nie einen Nutzen davon gesehen, doch fand ich, dass Ergotin in Verbindung mit Convallaria besser wirkte, als Ergotin allein. Aconit und Convallaria in mittleren und höheren homöopathischen Verdünnungen hat mir nie etwas genützt.

Spartein sulphur. haben einige meiner hiesigen Kollegen bei Patienten, zu denen ich später gerufen wurde, ohne den allergeringsten Erfolg angewandt, weshalb ich davon abstand, es zu versuchen. Die Tagesdosis beträgt 5—15 cg. — Weitere Mittel, welche Digitalis ähnliche Wirkung haben, sind Coronilla scorpioides, Nerium Oleander., Apocynnum cannabinum, wird in der Tinctur von Homöopathen viel als Diureticum benutzt; ich habe leider keinen Erfolg davon gesehen; es ist nirgends angegeben, bei welcher Form von Wassersucht es wirksam sein soll; ferner die Scilla maritima oder Urginea Scilla ist auch als Diureticum empfohlen; wirkt aber leider nur sehr selten; es fehlt eben auch eine genaue Indication für seine Anwendung; ferner Erytropheum guinense, Evonymus atropurpureus, Antiaris toxicaria, Cactus grandiflorus, Vernonia nigritiana. Ich habe mir alle diese Mittel kommen lassen und sie angewandt, habe aber von keinem einen nur annähernd an Digitalis erinnernden Erfolg gesehen; nur Cactus grandiflorus, hat sich mir als vorzügliches Herzmittel bewährt, teils in der Tinctur, teils in der 1. Verdünnung, wenn Digitalis oder Digitoxin die schlimmsten Erscheinungen beseitigt hatten, oder nicht angezeigt waren, und das charakteristische Symptom von Cactus, Druck auf der Herzgegend vorhanden war.

Die höheren, schwächeren Verdünnungen von Digitalis, von der 3. aufwärts wirken beruhigend auf das überreizte Herz, sind deshalb im Beginn der Arteriosklerose, wenn das Herz so hart und aufgeregt schlägt, meist sehr wirksam, man muss aber der Individualität des Patienten stets Rechnung tragen, will man keine Verschlimmerungen erzielen. Speziell bei den mit Nierensklerose verbundenen Formen habe ich oft höhere Verdünnungen wirksamer gefunden. Die Symptome sind bebender Spitzenstoss, Puls kräftig und stark gespannt, Angstgefühl, Klopfen im Kopf, Taubheit und Schmerzgefühl im linken Arm, verschiedene gastrische Symptome, Uebelkeit, Erbrechen etc., alle Symptome durch Bewegung verschlimmert; also alle Symptome der beginnenden und ziemlich vorgeschrittenen Arteriosklerose.

Aehnlich wirkt auch Coffein in etwas höheren Verreibungen bei übergrosser Thätigkeit des Herzens. Seine Symptome sind: Herzklopfen, schneller, oft unregelmässiger, meist harter Puls, grosse gemütliche Ueberreizung, namentlich auch gegenüber körperlichen Vorgängen, welche hypochondrische Stimmung hervorrufen, ferner Zusammenschrecken, Zuckungen, Bewegungsdrang, Ueberempfindlichkeit der Haut, des Gesichts, Gehörs, Geruchs, Geschmacks, lauter Symptome der Frühstadien der Arteriosklerose.

Auch Cactus grandiflorus, das wie wir gehört haben, in niederen Verdünnungen die Digitalis zuweilen ersetzt, oder noch besser nach ihr angewandt wird, wenn diese ihre Schuldigkeit gethan hat, kann in mittleren schwächeren Verdünnungen 2—3 gegen die Ueberreizung des Herzens angewendet werden. Seine Symptome sind hier besonders: Herzklopfen, klopfender Scheitelkopfschmerz; auch bei der Herzangst (angina pectoris) mit der charakteristischen Todesfurcht kann es in den Zwischenzeiten zur Verhütung dann aber in Tinctur oder 1. Verdünnung oft mit Erfolg gegeben werden. Sein charakteristisches Symptom ist wie schon bemerkt das Zusammenschnürungsgefühl, das überall im Körper, sowohl am Herzen (als eisernes Band geschildert), im Hals, Becken, Mastdarm etc. auftreten kann.

Weiterhin ist zu erwähnen Aconitum Napellus, das ebenfalls bei der Angina pectoris gute Dienste leistet; und besonders bei dem mit Arteriosklerose so oft verbundenen Blutandrang nach dem Kopf mit drohendem Schlaganfall; doch muss es hier wochenlang mehrmals täglich gegeben werden.

Einen sehr harten Puls und Herzschlag hat ferner Veratrum viride, das ich besonders bei der Bradycardie, die ja ab und zu bei Arteriosklerose sich findet, mit grossem Erfolg angewendet habe. Hier concurriert es mit Nicotina Tabacum in mittleren Verdünnungen, während es (Nicot.) in ganz niederen Lösungen sich zuweilen bei der Tachycardie bewährt hat. Von Veratrum verwende ich gewöhnlich die Urtinctur, mehrere Tropfen mehrmals täglich; es ist besonders dann angezeigt, wenn der Blutdruck noch gesteigert ist, aber auch bei Verengerung der Aortenklappe, wenn eine genügend starke Vergrösserung des linken Ventrikels sich eingestellt hat.

Die Bekämpfung der Schlaflosigkeit ist oft mit grossen Schwierigkeiten verbunden und ist diese eine der peinlichsten Symptome, von welchen die Kranken während der späteren Stadien des Lebens zu leiden haben.

In der Regel leiden sie zu gleicher Zeit an der Atemnot und grosser Unruhe während der Nacht, sowie an Gehirnerscheinungen, Delirien, Hallucinationen. Hier spielt schon die Diät eine grosse Rolle, alle reizenden Substanzen müssen vermieden werden und zuweilen ist es angezeigt, den Patienten für einige Tage auf absolute Milchdiät zu stellen. Zuweilen kehrt der Schlaf wieder, wenn es gelingt, die Herzuntüchtigkeit zu bekämpfen und durch eine reichliche Wasserausscheidung, das in die Gewebe ausgetretene Wasser zu entfernen. Häufig aber und sogar meistens ist man genötigt, den Schlaf durch besondere Mittel zu verschaffen. Freilich zögert man oft lang, die eigentlichen Schlafmittel zu verwenden aus Angst vor der Herzschwäche, und speziell im Lager der Homöopathen und Naturärzte ist das Morfium sehr verpönt, aber mit Unrecht. Alle die bekannten Mittelchen, Leib- und Fusspackungen, leichte homöop. Mittel, wie Coffea, Bellad., Gelsem., Sulfur, Aconit, Passiflora etc. haben in solchen Fällen nicht den geringsten Wert; die Kranken und die Umgebung leiden furchtbar unter den langen, schlaflosen Nächten. Bromkali und Bromnatrium hat gar keinen Wert; ebenso wenig die viel empfohlenen Antipyrin und Phenacetin. Sulfonal, Trional, Hedonal und all die vielen gegen Schlaflosigkeit empfohlenen Mittel, sie mögen ja sonst manchmal gut wirken, haben mir bei Arteriosklerose nie etwas genützt; zuweilen trat der Schlaf erst am anderen Morgen ein.

Auch Chloralhydrat hat mir bei meinen Arteriosklerotikern nie etwas genützt, nur zuweilen, wenn ich es in einer Dosis von 2—3 Gramm in einem Klystier gab; aber am andern Morgen war es den Patienten gewöhnlich übler zu Mut, als wenn sie gar nicht geschlafen hätten. Rosenbach empfiehlt Chloralhydrat in Dosen von 0,5 bei Leuten, die nicht an Alkohol gewöhnt sind, oder in grösseren Dosen 1,0—1,5 bei Patienten, die Bier und Wein regelmässig zu geniessen pflegen. Man reicht Chloral in einem Esslöffel Cognac, der in ein Glas Zuckerwasser geschüttet wird. —

Sicher wirkt natürlich stets das Morfium, das zuletzt die einzige Zuflucht des Kranken ist, aber natürlich in unbeschränktem Masse nur gegeben werden darf, wenn alle Mittel für die Compensation versagen.

„Richtige Dosierung der Narkotika und Anwendung zur geeigneten Zeit ist lange Zeit hindurch das beste Mittel zur Hebung der Kräfte. Namentlich für Herzkranke gilt der bekannte, auf den ersten Blick paradoxe Satz, Opium non sedat. Das Mittel wird eben deshalb als wahres Tonikum und Roborans, weil es die unangenehmen Empfindungen und die unnütze ausserwesentliche Arbeit, z. B. bei Körperbewegungen, oder in der Erregung stattfindenden heftigen, willkürlich verstärkten Atmungsbewegungen, in Wegfall bringt und dadurch die sonstige Leistung steigert." Rosenbach. —

Mit der Dosis der obengenannten Herztonika braucht man nicht allzu ängstlich zu sein, nur muss man sie zum richtigen Zeitpunkt, ehe die Compensationsstörung zu weit vorgeschritten ist, reichen, und auch zur richtigen Zeit wieder mit dem Gebrauch aufhören, sobald die Spannung im Gefässystem zugenommen und die Wasserausscheidung den richtigen Grad erreicht hat. Giebt man dann dem Kranken die richtigen Ratschläge, dass er sich vor allen körperlichen und geistigen Ueberanstrengungen in acht nehmen muss, so gelingt es die Ausgleichung für längere Zeit wieder im Gang zu erhalten.

Wichtig ist es, wie schon bemerkt, dem Auftreten einer Compensationsstörung vorzubeugen, sowie nur die ersten Symptome einer solchen sich einstellen, durch Anordnung von absoluter Bettruhe und rechtzeitiger Darreichung von Digitalis und dadurch, dass man dem Kranken durch eine Morfiumdosis einen erquicklichen, langdauernden Schlaf ohne Muskelunruhe verschafft. In manchen Fällen genügen auch einige Dosen von Gelsem. semp. 1. Pot.

Mit Recht sagt Rosenbach, „durch ergiebigen Schlaf kann man die Ausbildung jener schädlichen psychischen Angstzustände, die sich gewöhnlich auf der Basis der ungenügenden Sauerstoffzufuhr in schlimmster Form., d. h. unter stärkster Muskelunruhe, entwickeln, nach Möglichkeit vorbeugen. Gerade die Angst der Kranken, dass es zu einem qualvollen Anfall von Asthma kommen könnte, ist eine der schlimmsten Schädlichkeiten im Verlaufe der Erkrankung, da sie dem Kranken nicht nur den Schlaf und Appetit raubt, sondern ihn auch zu einer Reihe von unnützen und schädlichen Muskelbewegungen, zu plötzlichem Aufrichten, Herumlaufen im Zimmer etc. treibt" —

Zu empfehlen ist natürlich auch eine gute Ventilation des Zimmers, nicht nur bei Tag, sondern auch ganz besonders bei Nacht, da reichlicher und direkter Zutritt von frischer

Luft den Lufthunger und die Angstgefühle ganz auffallend ermässigt. Wird der Zustand des Kranken schlimmer, muss man immer ausgiebigeren Gebrauch von Morfium machen, besonders wenn Digitalis versagt, und um so mehr ist man genötigt, zu den stärksten Reizmitteln zu greifen.

Gegen die Kopfschmerzen hat Rosenbach Phenacetin 0,3 bis 0,5 und Antipyrin 0,5 empfohlen und hervorgehoben, dass die Mittel oft lange Zeit hindurch wirksam waren. Man muss hier vorsichtig individualisieren, ob die Kopfschmerzen von einer Hyperämie oder Anämie des Gehirns herkommen. In letzterem Falle mögen die beiden Mittel angezeigt sein, versucht habe ich sie nie, da ich dieses Kopfweh mit Coff. natr. benz., I Verr., mit Natr. mur. IV Verreib., mit Acid. phosphor 1. Verd., Chinin. sulf. 1–3. Dezimale, mit Kali phosphor., Strophantus 1. u. 2. Verd., kurz mit einer Reihe von Mitteln, die eine bessere Versorgung des Gehirns mit Blut herbeiführen, beseitigen konnte. Nebst Coffein hat sich nur Acid. phosph. und Chinin. sulf. am besten bewährt. Wenn es sich aber um eine Hyperämie des Gehirns handelt, dann können Phenacetin und Antipyrin und all die oben genannten Mittel nichts nützen, dann ist Gelsem. semp. oder 1.–3. Verd. angezeigt und wirkt oft geradezu frappierend; auch Nitroglycerin 3.–4. Verd. ist sehr zu empfehlen; ferner Bellad. und Sang. canad. in niederen Verdünnungen.

Jeder heftigere Anfall muss aber stets zur Enthaltung von geistiger Arbeit Veranlassung geben. Es genügt zuweilen ein kurzer Schlaf, um den Anfall ohne die Anwendung eines Medikamentes zum Verschwinden zu bringen. Zuweilen sind kühle Umschläge oder ein Eisbeutel von Nutzen, auch die Anwendung eines Senfteiges oder eines anderen ableitenden Mittels in den Nacken oder hinter das Ohr der betreffenden Seite ist oft von guter Wirkung. Manchen bekommt die Anwendung von warmen Hand- und Fussbädern recht gut; ziehen sich die Anfälle von Kopfschmerz in die Länge, so sind eventuell leichte Abführmittel oder kleine Blutentziehungen am Platze.

Noch möchte ich erwähnen, dass ich bei solchen Patienten oft grosse Erfolge erzielt habe, wenn ich ihnen 2—3 mal täglich eine Stunde lang den Eisbeutel mit einem unterlegten wollenen Tuch aufs Herz auflegen liess. Bei Gehirnanämie wirkt 3 mal täglich 1—2 Stunden horizontal liegen ganz vorzüglich, wenn es auch anfangs zuweilen durch eine im Kopf entstehende Hitze nicht gut ertragen wird, wobei dann sofort wieder der Kopf höher gelegt werden muss. Bei längerer Anwendung aber verschwinden diese Erscheinungen bald.

Was die diuretischen, die wassertreibenden Mittel bei Arteriosklerose anbelangt, so können wir damit keinen besonderen Staat machen. Die herzstärkenden Mittel, wie Digitalis, Coffein u. s. w. üben häufig eine grössere oder geringere diuretische Wirkung aus, häufig aber auch nicht, und dann muss man andere direkt auf die Wasserausscheidung wirkende Mittel nehmen.

Früher hat man Calomel viel empfohlen, besonders wenn die Wassersucht rein von Herzschwäche herkommt; häufig haben sich aber sehr unangenehme Vergiftungssymptome eingestellt, so dass die Anwendung von Calomel in den letzten Jahren immer mehr beschränkt worden ist und zur Zeit nur als ultimum refugium betrachtet wird.

Diuretin, das Theobrominum natr. salicyl., 4 mal täglich 1 Gramm wurde auch viel angewendet, besonders da es eine merkbare beruhigende Wirkung ausübe, was in den letzten Stadien der arteriellen Cardiopathieen sehr willkommen ist. Zuweilen habe ich allerdings beobachtet, dass Patienten, die vorher von Unruhe und Schlaflosigkeit geplagt wurden, nach seiner Anwendung Schlaf oder doch Ruhe bekamen. Zuweilen hat man bei seinem Gebrauch Collaps beobachtet. Jedenfalls tritt nach längerem Gebrauch Unregelmässigkeit des Pulses ein. Im allgemeinen besitzt er nach meiner Erfahrung keine Vorzüge vor den andern Diureticis; ein grosser Teil seiner

Wirkung beruht nur auf der maximalen Grösse des Reizes, d. h. den hohen Dosen, in denen es angewendet wird.

Theobromin (das einfache Th.) wurde von Huchard*) als ein ausgezeichnetes Diureticum empfohlen, das viel besser sei als Diuretin. Es hat mir in der That zuweilen viel genützt, aber nur wenn ich es in grossen Dosen 4 Gramm pro Tag, in 8 Dosen von je 0,5 Gramm gab. Länger als 3 Tage habe ich nie gewagt, es zu geben.

Edgren empfiehlt ein decoctum diureticum nach folg. Rezept: decoct. Tarax. 100,0 tart. borax. 10,0, Syr. scillitici 25,0 MDt. 4 mal täglich einen Esslöffel. Ich habe es zu wiederholten Malen bald mit, bald ohne Erfolg benutzt; warum es das eine Mal geholfen hat, das andere Mal nicht, kann ich nicht sagen.

Rumpf**) empfiehlt die Citronensäure und die Milchsäure nach folgenden Rezepten: Natr. bicarb., Natr. citr. aa 4,5 Natr. chlorat. 1,0 M. f. p. Dt. an einem Tage zunehmen. ·Die Milchsäure verordnet er folgendermassen: Natr. carb. 10,0, Acid. lact. q. s. ad. sat., Deinde adde acid. lact. 10,0, Syr. s. 10,0, Aq. dest. ad. 200,0 — Dt. an einem Tage zunehmen. Die Versuche, die er damit machte, sollen ein sehr günstiges Resultat ergeben haben und soll gleichzeitig im Urin viel Kalk ausgeschieden worden sein. Bei seinen Versuchen wurde die Kalkmenge der faeces bei Anwendung der beiden Mittel vermehrt, wenn kalkarme Milch genossen wurde, und auch die Kalkmenge im Harn nahm, wenn auch nicht in gleicher Proportion, zu. Auch während der Zeit nach dem Aussetzen der Milchsäure dauerte die vermehrte Kalkausscheidung fort. Jedenfalls verdienen die von Rumpf angegebenen Diuretica geprüft zu werden; meine bis jetzt angestellten Versuche aber sind leider kläglich gescheitert und ich war froh, wenn ich den durch die Mittel verdorbenen Magen in 14 Tagen wieder herstellen konnte.

---

*) Huchard, Revue de thsérap. medic chirurg 1896. S. 67
**) Rumpf, Berliner klin. Wochenschrift 1897, S. 265, 289.

Wie schon bemerkt, hat Rumpf auch eine kalkarme Diät verordnet. Edgren meint darüber: „Es dürfte nicht leicht sein zu entscheiden, welche Bedeutung eine stark kalkhaltige Kost für die Arteriosklerose hat; sicher ist aber, dass man auch ohne Kalkablagerung in den Gefässen bedeutenden arteriosklerotischen Veränderungen begegnet. Indessen erscheint es nicht unwahrscheinlich, dass Patienten mit Neigung zu Kalkincrustationen in ihren Gefässen leichter Kalk ablagern, wenn grosse Mengen von Kalk zugeführt werden. Dies ist indessen schwer zu beweisen."

Dem muss nach Rosenbach entgegengehalten werden, dass es sich bei einem grossen Teil der Fälle von Arteriosklerose, wie schon der Name sagt, nicht um eine Verkalkung handelt, sondern um sklerotische Gewebsprozesse, deren Produkte erst im Endstadium eine Verdickung der Wand darstellen, d. h. verkalken; ferner ist nicht einzusehen, warum kalkarme Nahrung die Tendenz zur Kalkablagerung verhindern oder ein Reserption begünstigen soll, da ja doch zur Erhaltung des Knochengewebes immer Kalk im Blut zirkulieren muss. Wird aber bei kalkarmer Nahrung lange Zeit hindurch abgeschieden, passieren also Kalkverbindungen im Blut das Parenchym resp. die Gefässe, so ist der Nutzen kalkarmer Nahrung illusorisch. Da ferner aus einer Reihe von pathologischen Erfahrungen folgt, dass in weniger lebensfähigen oder schlechter ernährten Teilen sich bald Kalk ablagert, da also die electre Wirkung abnormer Gewebearbeit oder die von den mechanischen Bedingungen — Verlangsamung der Cirkulation etc. — herrührende Neigung zu Kalkablagerung sehr beträchtlich ist, da endlich auch für den nicht teleologisch Gesinnten die Annahme sehr plausibel erscheinen muss, dass die Kalkablagerung in das schwache Gefässwandgewebe die Widerstandskraft begünstigt, d. h. unter den gegebenen Verhältnissen bei grösseren Anforderungen, einen Kompensationsvorgang vorstellt, so müssen sich prinzipielle Bedenken gegen die kalkarme Theorie erheben. —

Die Scilla, teils als Tinctur, teils als bulbus Scillae in Pillen, Pulvern habe ich schon erwähnt, ebenso die Tinctur von Apocynnum cannabinum, dass beide eben häufig im Stich lassen. Auch wein- und borsaure Salze (tart. bor. 0,5—2,0 mehrmals täglich, liq. kal. acet. etc.) werden genannt. Auch die bekannten Heim'schen Pillen werden häufig gebraucht (Gutti, fol. dig. pulv., Bulb. Scillae, Stib. sulf. aer., Extr. Pimp. aa 1,5 f. pil. N. 50. — täglich mehrere Pillen). Ich habe sie häufig angewandt und in manchen Fällen, wo alles andere versagte, auffallende Erfolge davon gesehen.

Wenn oft alles versagte, half ein einfacher Wassersuchtsthee, die unter allen möglichen Namen verkauft werden, aber die einigen unbedeutenden Abweichungen eben die gewöhnlichen species diureticae darstellen. Auch der Flieder, (eine Hand voll frischer Blüte wird mit 1 Liter Wasser bis auf ein viertel Liter eingekocht und das Dekokt in 24 Stunden verbraucht) wird viel empfohlen, ich habe ihn nie angewendet. Von homöop. Seite wird neben Kali carb. 3, Cactus grandiflorus 0, Urea nitr. 2, wenn Nieren noch intakt, Adonis vernalis 2, wenn die Nieren mit ergriffen sind, Apisin 4, Acid. acet 3, Blatta orient. 2, Coccus cacti 2, Chinin. ferro citr. 3, Calvar ars. 3, hepar. sulf. 3, oder Bursae pastor. 0 5 mal 20 Gramm etc.

Einige dieser Mittel haben mir vorübergehend und in bescheidenem Grade etwas genützt, aber keines auf die Dauer und gründlich; doch sind sie in Ermanglung eines Besseren immerhin eines Versuches wert.

Allzugrosse Hoffnungen darf man aber an die Wirksamkeit dieser diuretischen Mittel für die wassersüchtigen Anschwelungen nicht knüpfen. Denn man muss eben bedenken, dass Massregeln, die bei gesunden Leuten wohl eine vermehrte Wasserausscheidung herbeiführen, bei kranken Leuten gewöhnlich deshalb ohne Wirkung bleiben, weil hier, wo die allgemeine Wassersucht eben die Untüchtigkeit des Gesamtorganismus darstellt, die harmonische Thätigkeit zwischen einzelnen Organen bereits eine nicht wieder herzustellende Störung erfahren hat, und weil die Nieren wegen vollständig verlorener Arbeitsfähigkeit selbst durch die stärksten Reize nicht mehr zu einer dauernden Erhöhung ihrer ausscheidenden Thätigkeit gebracht werden können. Geben wir hier grössere Dosen diuretischer Mittel, so schaden wir direkt dem Patienten, weil hier, falls überhaupt noch ein augenblicklicher, vorübergehender Effekt erzielt werden kann, dies nur auf Kosten der letzten Energievorräte möglich ist. In solchen Fällen ist es das vernünftigste, abzuwarten, bis durch Selbstregulierung solche Störungen wieder beseitigt werden. Man muss dem Organ Ruhe gestatten, dass es sich neue Vorräte verschafft, auch wenn während dieser Zeit das subjektive Befinden recht schlecht ist und jede ausserwesentliche Leistung vollständig aufgehoben ist. Anstatt ununterbrochen starke Mittel ganz ohne Zweck im Blut cirkulieren zu lassen, empfiehlt es sich mehr, nicht allzu eingreifende Massnahmen anzuwenden, oder die Höhlen bezw. die Haut zu punktieren, obwohl auch hier der Erfolg meist nur ein ganz vorübergehender ist.

Man hat ja häufig versucht, wenn auch inneren Mitteln die Steigerung der Wasserausscheidung nicht mehr gelungen ist, die Entwässerung des Körpers durch gesteigerte Arbeit der Haut und des Darms herbeizuführen. Wenn die Gefässe der Haut und des Darms nicht auch unter dem Einfluss der allgemeinen Kreislaufstörung zu leiden haben, so schwindet wohl im günstigsten Falle die lokale Wassersucht in einem Gebiet. Sollte aber die Entlastung auf den ganzen Körper verteilt eine merkbare Wirkung hervorbringen, so müsste doch die Wirkung der Anwendung eine ganz enorme sein. Meist ist übrigens durch solche Massnahmen die Verminderung des Flüssigkeitsgehalts äusserst gering und kurz dauernd, auch im besten Falle; und der Durst wird dabei so gross, dass er den Kranken sofort zwingt, durch stärkere Flüssigkeitsaufnahme den Verlust an Betriebswasser wieder zu ersetzen. Ausserdem verbietet sich die forcierte Anwendung dieser Massnahmen alsbald dadurch, dass sie überhaupt nichts mehr nützen, sowie der Körper eine bestimmte Menge Wasser abgegeben hat, auch wird durch dieselben oft eine beträchtliche Verminderung der Muskelleistung und eine bedenkliche Schwächung der Verdauungsthätigkeit, ganz abgesehen von den Störungen im nervösen Gebiet, herbeigeführt. Bei feuchter Haut, wenn man annehmen kann, dass das Organ nicht völlig untüchtig ist, und bei starken Reizen allenfalls noch stärkere Arbeit leisten kann, kann man allenfalls noch einen Versuch mit der Diaphorese machen; ist dagegen die Haut trokken, spröde und blass, so muss vor der Anwendung diaphoretischer Massnahmen dringend gewarnt werden; unvorsichtiges, stürmisches Vorgehen in dieser Beziehung hat schon oft enorm geschadet, ebensosehr wie wenn man bei einem absolut erschlafften, untüchtigen Darm mit starken Abführmitteln losgezogen ist.

Die Zahl der wassertreibenden Mittel, welche alle schon angewendet worden sind, ist Legion. Für jedes derselben haben irgendwelche therapeutische Optimisten gewaltig Propaganda gemacht, obgleich sich die Indikationen für die einzelnen Methoden sehr schwer formulieren liessen. In erster Linie werden verschiedene Theearten angewendet (Flieder-, Hollunderthee etc.), die möglichst heiss genossen werden und wegen des heissen Trinkens zuweilen bei der Herzschwäche nicht ungünstig wirken. Weiterhin kommen verschiedene Formen von Schwitzbädern in Betracht. Da werden kühle, laue und warme Abreibungen mit nachfolgenden Einpackungen des ganzen Körpers oder einzelner Teile, oder heisse Bäder mit energischem Frottieren und nachheriger fester Einpackung, Dampfbäder, Kastenbäder etc. empfohlen; doch sind meiner Ansicht nach alle diese Methoden trotz der oft äusserst enthusiastischen Empfehlungen ihrer Autoren, welche sie mit Vorliebe für ein Zaubermittel erklären, ganz gleichwertig. Leider werden alle diese Prozeduren von den meisten Kranken nicht ertragen, man kann sie wohl versuchen, doch muss man bei den leisesten Zeichen von Unbehagen während der Prozedur sofort damit abbrechen. In keinem Fall von Arteriosklerose aber dürfte man gestatten, dass die Atmungsluft mit Wasserdampf gesättigt ist. In vielen Fällen von wassersüchtigen Erscheinungen bei Arteriosklerotikern empfehlen sich heisse partielle Luftbäder mehr als Bäder von warmem Wasser.

Was aber die Ableitung nach dem Darm anbelangt, so darf schon bei ganz gesunden Menschen eine ausserwesentliche Reizung des Darms nicht zu lange fortgesetzt werden, ohne üble Erfahrungen zu machen. Noch viel schlimmer aber liegen die Verhältnisse bei einem kranken Organismus. Die Hoffnung, hier noch spät eine wesentliche Besserung der Leistung durch künstliche Reizung der Leistung des Darms zu ermöglichen, ist ganz illusorisch und es ist deshalb die Hoffnung, bei lang dauernder Stauung die wassersüchtigen Schwellungen durch gesteigerte Arbeit des Darms für Wasserabscheidung zu beseitigen, wenig gerechtfertigt. Bei der Verordnung von Abführmitteln darf man sich also nicht von der Anschauung leiten lassen, dass die Krankheit selbst in dem abnorm hohen Wassergehalt des Venenblutes und der Gewebe besteht und darum nur durch Anregung der Wasserausscheidung zu beseitigen sei, auf die man also mit allen Kräften und in allen Organen hinwirken müsse. Häufig wünschen ja die Kranken, die gewöhnlich den Krankheitssitz dorthin verlegen, wo sie ihre stärksten Beschwerden haben, eine Erleichterung zu finden. Wenn man also z. B., dem Drange der Kranken folgend, die infolge der Herzschwäche eine Vollheit im Leibe haben und in einem reichlichen Stuhlgang eine Erleichterung zu finden glauben, reichlich und anhaltend Abführmittel verordnet, so wird man zweifellos nicht nur keine Abnahme der durch die Herzschwäche bedingten subjektiven Beschwerden oder gar der wassersüchtigen Schwellungen erreichen, sondern nur eine Schädigung des Darmkanals. Dabei ist noch zu erwähnen, dass das drückende, beängstigende Gefühl im Leibe meist gar nicht von ungenügender Darmthätigkeit herkommt — denn meist haben die Kranken leidlichen Stuhl und geniessen auch sehr wenig — sondern nur ein besonderer Ausdruck der durch das Grundleiden herbeigeführten Oppressionen und oft eine Folge der vorhandenen Leberschwellung ist. In solchen Fällen möchte ich von Abführmitteln ganz abraten und nur Eingiessungen von geringen Quantitäten kühlen Wassers gestatten, um den Darm zu stärken und die in den untersten Darmpartien befindlichen Kotmassen heraus zu befördern. Auch kleine Glycerinklystiere sind anzuwenden, welche in derselben Weise wirken, ohne den Darmkanal stark zu belästigen. Selbst diese bescheidenen Massnahmen sind, wenn die Zufuhr von Speisen wegen Appetitlosigkeit sehr gering ist, höchstens alle 2 bis 3 Tage zu wiederholen. Kleine Gaben salinischer Abführmittel haben in den späteren Stadien der Arteriosklerose gar keine Wirkung; doch fühlen sich viele

Kranken bei ihrer Anwendung subjektiv wohl und kann man deshalb immer von Zeit zu Zeit einen Versuch damit machen etwa derart, dass in Zeiträumen von 2 bis 3 Tagen einmal eine Dosis von Bitterwasser gegeben und das anderemal eine kleine Eingiessung vorgenommen wird. Die stark wirkenden Abführmittel in hohen Gaben muss ich verwerfen. Kleine Gaben von Aloë und Rhabarber sind zuweilen wegen der Form der Darmträgheit angezeigt und haben dann eine relativ befriedigende Wirkung.

Zum Schlusse habe ich noch einige Worte zu sagen über die Behandlung eines der wichtigsten und quälendsten Symptome der Arteriosklerose, der angina pectoris, der Brustbräune, auch Stenocardie genannt. Die Behandlung hat hierbei 2 Indicationen zu genügen, einmal den Anfall abzukürzen, resp. ihn zu mildern, zweitens das Grundleiden in der anfallsfreien Zeit in passender Weise zu behandeln. Für den ersten Zweck ist eine grosse Anzahl von Mitteln empfohlen und angewandt worden; leider aber hat die Erfahrung gezeigt, dass den einzelnen Patienten nur mit wenigen derselben gedient wird. Es ist also, wenn je einmal so hier, strenge zu individualisieren.

Um zunächst die Behandlung des Leidens in der anfallsfreien Zeit zu besprechen, so muss natürlich in erster Linie darauf gesehen werden, dass alle Schädlichkeiten, von denen angenommen werden kann, dass sie in unmittelbarer Beziehung zur Entstehung der Anfälle stehen, strengstens vermieden werden. Hierher gehören psychische Erregungen, Ueberladung des Magens mit Speisen, der Genuss aufregender Getränke, übermässige Muskelanstrengungen, Erkältungen u. s. w. strenge vermieden werden. Auf die Grundursache des Leidens, das hier bei Arteriosklerose auf weit vorgeschrittenen Strukturveränderungen des Herzmuskels in Folge Erkrankung der Kranzarterien beruht, kann selbstverständlich durch therapeutische Massnahmen nicht mehr eingewirkt werden, dagegen können wir durch eine zweckentsprechende Regelung der Lebensweise des Patienten und auch durch zeitweise Anwendung von passenden Medikamenten die allzuhäufige Wiederkehr der

Anfälle beschränken und einer vorzeitigen Schwächung der Herzthätigkeit entgegenwirken. Dass die die Anfälle direkt hervorrufenden Schädlichkeiten ferne gehalten werden müssen, habe ich schon oben bemerkt, nebenbei spielt noch die Regelung der Diät eine grosse Rolle. Für solche Kranke ist nur eine ganz leicht verdauliche, den Magen in keiner Weise belästigende und vor allem nicht zur Gasentwicklung Veranlassung gebende Nahrung angezeigt, die am besten in Form von kleinen, durch regelmässige Pausen von etwa zweistündiger Dauer unterbrochenen Mahlzeiten dargereicht wird. Kranken, die zu Verstopfung neigen, müssen wir prompt Stuhlentleerung verschaffen; selbst methodisch zu wiederholende Abführungen mit milden Mitteln sind bei solchen Patienten, die neben der Arteriosklerose noch an Unterleibsplethora leiden, angezeigt, insofern durch dieselben die Widerstände im grossen Kreislauf herabgesetzt werden. Was die Wahl des Aufenthaltes betrifft, so ist während der Wintermonate ein südliches reizloses Klima dem rauhen nordischen jedenfalls vorzuziehen. Kranken, welche nicht in der Lage sind, solchen Ansprüchen an ihre Gesundheit zu genügen, müssen zum mindesten bei sehr kaltem und stürmischem Wetter das Zimmer hüten.

Ist der Anfall ausgebrochen, so thut der Patient am besten, sich möglichst ruhig zu verhalten und bei Vermeidung aller unnötigen Bewegungen die ihm am meisten zusagende Lage einzunehmen, eine Massnahme, die von der Mehrzahl der Patienten auch ohne jede ärztliche Anordnung instinktiv befolgt wird. Zuerst versuche man mildere Reizmittel und die sogenannten Antispasmodica, namentlich die Valeriana, das Castoreum und den Aether innerlich. All diese Mittel haben eine die Herzthätigkeit flüchtig erregende Eigenschaft, welche in Anbetracht der oben geschilderten Vorstellung von dem Wesen und der Pathogenese des Anfalls angestrebt werden muss. Auch etwas Wein, Champagner, heisser Thee oder Kaffee mit Cognac haben dieselbe Wirkung. Daneben kommen in Betracht Hautreize in Form von Sinapismen, Senfpapier, trockenen Schröpfköpfen, heisse Hand- und Fusssenfbäder etc. Manche Patienten fühlen sich durch die momentane Anwendung von Kälte, sei es in Form von feuchten Umschlägen auf die Herzgegend, sei es in Gestalt eines Eisbeutels erleichtert.

Sehr wichtig ist die Frage, ob man bei sehr heftigen Schmerzanfällen Narkotica anwenden darf, oder nicht. Von vielen Aerzten wird zu den schnell und sicher wirkenden Morfiumeinspritzungen gegriffen. Doch muss vor einer allzu ausgiebigen Anwendung desselben dringend gewarnt werden; namentlich wenn der Puls sehr rasch und klein ist und auch noch andere Zeichen stark verminderter Herzthätigkeit da sind, ist es durchaus geraten, von diesem Mittel ganz Abstand zu nehmen. Das Gleiche gilt von den meisten übrigen Narkoticis. Direkt schädlich wirken Inhalationen von Chloroform und Stickoxydul, insofern diese Mittel, namentlich das erstere nicht bloss für die Atmung erschweren, sondern auch das Herz direkt sehr ungünstig beeinflussen. Was mir manchmal fast momentan bei Patienten geholfen hat, das sind Einatmungen von Essig- oder Schwefeläther, von dem 1—2 Theelöffel auf eine Untertasse gegossen wurden und nun der Patient den verdunstenden Aether einsog.

Jn manchen Fällen hat Coffein natr. benz. in erster Verreibung, viertelstündlich bohnengross, oder in subcutanen Injektionen (1,0 : 10,0 Paraffinum liquidum) gut gethan.

Wie schon oben bemerkt, ist auch Amylnitrit vielfach in Gebrauch gezogen worden. Man hat gefunden, dass es, in kleinen Dosen eingeatmet, eine besonders starke Erweiterung der Gefässe der oberen Körperpartieen, namentlich des Kopfes, Halses und der Brust bewirkt. An dieser Erweiterung beteiligen sich nicht nur die Hautarterien, sondern auch die Gefässe der inneren Organe. Zugleich stellt sich lebhaftes Pulsieren mit Beschleunigung der Herzthätigkeit ein, während der Blutdruck sinkt. Lauder Brunton (Lancet, Juli 1867, pag.

97), welcher aus seinen sphygmographischen Untersuchungen den Schluss zieht, dass während des stenocardischen Anfalls der arterielle Druck erhöht sei, stellt sich auf Grund der soeben erwähnten physiologischen Eigenschaften des Mittels vor, dass dasselbe durch eine Verminderung der Widerstände in den peripheren Gefässen seine günstige Wirkung bei angina pectoris entfalte.

Die Anwendung des Amylnitrits geschieht bisher fast ausschliesslich in der Form der Inhalation; über die innere Anwendung habe ich weiter oben gesprochen. Man giesst 1—5 Tropfen auf etwas Tuch oder etwas Watte und lässt dieselben vor die Nase gehalten, bei aufrecht sitzender Stellung des Patienten inhalieren, wobei sorgfältig zu beobachten und nach Eintritt der gewöhnlichen Erscheinungen (intensive Röte des Gesichts, Steigerung der Herz- und Pulsthätigkeit) sofort auszusetzen ist. Die Einatmungen den Patienten selbst, ihren Angehörigen oder Krankenwärtern zu überlassen, ist unter keinen Umständen ratsam; auch muss, wo das Mittel neu, die individuelle Empfindlichkeit noch unerprobt ist, mit der möglichst kleinen Dosis von einem Tropfen angefangen und sehr vorsichtig gestiegen werden. Bei eintretendem Collaps sind schleunigst künstliche Atmung, kalte Begiessungen, Hautreize zu applizieren. Behufs genauer Dosierung empfiehlt sich die Anwendung von Lymphröhrchen, die einen oder mehrere Tropfen Amylnitrit enthalten, wie man sie in den meisten Apotheken vorrätig findet. Ueber die Anwendung des Mittels vermittelst subcutaner Einspritzungen liegt noch kein genügendes Beobachtungsmaterial vor, doch meint Langgaard, dass bei dieser Applicationsweise erheblich grosse Dosen zur Anwendung kommen können.

Nach meinen ziemlich zahlreichen Beobachtungen ist der Effekt im allgemeinen sehr unsicher, ja in vielen Fällen hat das Amylnitrit weit entfernt, die Anfälle zu unterdrücken, nicht einmal einen beruhigenden Einfluss ausgeübt. Da es überdies den Blutdruck stark erniedrigt, so ist schon aus diesem Grunde grosse Vorsicht bei seiner Anwendung geboten.

Auch Nitroglycerin ist namentlich durch den Engländer Murrel (Lancet, 1879) gegen Stenocardie empfohlen worden. Es hat ganz ähnliche Wirkung wie das Amylnitrit trotz anderer chemischer Zusammensetzung. Seine Anwendung hat aber dieselben Bedenken, wie die des Amylnitrits. Uebrigens wirkt es nicht so schnell wie letzteres und leistete bei mehrfachen Beobachtungen mehr in der Beschränkung der öfteren Wiederkehr als in direkter Beeinflussung ihrer Intensität. Man lässt es längere Zeit während der Intervalle gebrauchen. Ich verordne die zweite Dezimaldilutio, also 1 100 Spiritus, und lasse dann 3 mal täglich einen Tropfen im Wasser nehmen, langsam ansteigend bis zu 5 ja 10 Tropfen.

Auch Natriumnitrit habe ich in derselben Weise angewendet. M. Hay (Practitioner, März 1883, pag. 179—194, sowie deutsche medizinische Wochenschrift, 1884 N. 28, pag. 441) hat es empfohlen; es ist dem Amylnitrit ganz ähnlich zusammengesetzt. Die Thatsache, dass diese 3 Substanzen trotz ihres zum Teil differenten chemischen Charakters (Nitroglycerin ist ein Nitrat, die anderen Nitrite), analoge physiologische und therapeutische Eigenschaften besitzen, wird von Hay dahin gedeutet, dass von allen dreien in alkalischen Flüssigkeiten, also auch im Blute salpetrige Säure sich abspalte, letztere sei das eigentliche wirksame Agens. Das Natriumnitrit ist zwar etwas weniger wirksam, wie Amylnitrit oder Nitroglycerin, doch ist seine Anwendung nicht so bedenklich, als die der beiden anderen Präparate. Ich habe es wie das Nitroglycerin auch in zweiter Verdünnung längere Zeit fortnehmen lassen und habe gefunden, dass es auf diese Weise die Form der Anfälle mildert und auch die allzuhäufige Wiederkehr verhütet.

Über
Arteriosklerose.

Verkalkung der Arterien

Dr. med. H. Donner
Arzt in Stuttgart.

Verlag von Zahn und Seeger Nachf., Stuttgart.

Von demselben Autor sind erschienen:

Sexuelle Störungen beim Manne, ihre Ursachen, Folgen, Behandlung und Heilung.

8°. 256 Seiten. Preis 5 M.

Urteile der Presse:

Medizin der Gegenwart (Berlin, 1. Juni 1898, No. 6).

Nach einer übersichtlichen und anschaulichen Schilderung der aetiologischen Momente Onanie, Excesse in Venere, coitus interruptus, abnorme Bildungen, übertriebene Abstinenz, Laesionen des Centralnervensystems, Störungen im Verdauungstractus und vor allem die im Gefolge der Gonorrhoe auftretenden Laesionen, bespricht der Autor die Folge der unfreiwilligen Samenverluste im motorischen und psychischen Gebiet. –

Aus jeder Zeile spricht das ehrliche Bemühen des Autors, die Resultate einer durch reiche Erfahrung gestützten und von wissenschaftlichem Streben erfüllten Praxis Ärzten und Patienten nutzbar zu machen, und so ist dieses aus der Praxis heraus entstandene Werk als eine willkommene Bereicherung eines immer noch zum Teil recht dunklen Gebietes sowohl dem Spezialisten wie dem Praktiker aufs wärmste zu empfehlen.

Allgemeine Wiener medicinische Zeitung (Wien, 9. August 1898).

Wir müssen anerkennen, dafs der Verfasser das von ihm behandelte Thema gründlich beherrscht und seine Arbeit lediglich auf die Wissenschaft basiert, was gegenüber den ähnlichen Schriften mit ihren furchtbaren, grenzenlosen Übertreibungen nicht hoch genug anzuschlagen ist.

Homöop. Monatsblätter (Stuttgart, 2. Mai 1898, No. 5).

Das Buch bietet weit mehr, als sein Titel andeutet; es berührt alle wichtigen Fragen der sexuellen Krankheitslehre und zieht alle Behandlungsmethoden in den Bereich seiner Erörterung. Wir hoffen, dafs das dankenswerte Werk zahlreiche Verbreitung und Anerkennung findet, die es in hohem Masfe verdient.

Leipziger populäre Zeitschrift für Homöopathie (Leipzig, 1. Juli 1898, No. 13, 14.

Das treffliche Werk ist zwar vorwiegend für Ärzte geschrieben, wird aber auch von keinem anderen Gebildeten, welcher über das Geschlechtsleben Belehrung sucht, unbefriedigt aus der Hand gelegt. -- Man darf wohl einigen Wert darauf legen, dafs Verfasser sein ganzes Thema von rein ärztlichen Standpunkt aus abhandelt und den rein moralischen in die zweite zu berücksichtigende Reihe verweist, denn der Kranke erwartet vom Arzt nicht blofs eine Moralpredigt, wenn auch diese in manchen Fällen reiferen Patienten nichts schaden kann, sondern vor allen Dingen Heilung oder wenigstens Besserung durch diätetische und sonstige Vorschriften. Hiefür bietet aber Donner's Werk ganz vorzügliche Handhaben. Verfasser hat in dieser Hinsicht sein Buch ganz besonders gründlich bearbeitet und kein Moment unberücksichtigt gelassen, welches in Frage kommen und die zu erteilenden Ratschläge beeinflussen könnte.

Medico (Berlin, 11. Mai 1898).

Das vorliegende Buch wendet sich gleichzeitig an Ärzte und Laien. Im Gegensatz zu der umfangreichen populär medizinischen Litteratur speziell im Gebiete der sexuellen Pathologie, die sich in unwürdiger Reklame den Leidenden aufdrängt und sich aus spekulativen Gründen in mafslosen Übertreibungen gefällt, — wäre es sehr wünschenswert, wenn das vorliegende, auf durchaus wissenschaftlichen Anschauungen fufsende und gleichzeitig auf langjähriger praktischer Erfahrung aufgebaute, in seiner Darstellung durchaus würdig gehaltene Buch allgemeine Verbreitung fände. Noch viel wünschenswerter aber wäre es, wenn das flott geschriebene Werk des Verfassers dazu beitragen würde, dafs sich das ärztliche Interesse diesem Punkte mehr als bisher zuwenden würde, denn mit Recht behauptet der Verfasser, dafs die Ärzte in ihrer Mehrzahl den für die betreffenden Patienten keineswegs gleichgültigen pathologischen Erscheinungen der sexuellen Sphäre nicht genügende Aufmerksamkeit widmet.

Reichs-Medizinal-Anzeiger 1898, No. 23.

Wir sehen, dafs in diesem Werke der Gegenstand erschöpfend behandelt wird, weshalb wir nicht umhin können, dieses Buch aufs beste zu empfehlen. Das Ziel, das sich der Verfasser gesetzt hat, sowohl den Laien, als auch den Ärzten Klarheit über einen Gegenstand zu verschaffen, der bis jetzt als ein Stiefkind der Wissenschaft betrachtet wurde, ist vollkommen gelungen.

Ferner:

Spätformen von angeborener Syphilis (Syphilis congenita tarda)

in Form einer Casuistik (51 genau geschilderte Krankengeschichten).

8°. 186 Seiten. Preis 3 M.

Allgemeine homöop. Zeitung 1896, pag. 42.

Beim Lesen des hochverdienstlichen Donner'schen Werkes fielen mir Goethes Worte vom vollen Menschenleben ein: „Und wo Ihrs packt, da ist es interessant." — — Verfasser hat in übersichtlicher Weise das reiche Material geordnet und mit vielen teilweise erschütternden Krankengeschichten vorgeführt. —

Die Kritik schliefst: „Das wichtige Kapitel der antiseptischen Behandlung mit besonderer Berücksichtigung der Spätformen ist von Donner mit so grofser Sachkenntnis geschrieben und so einschneidend in die tägliche Praxis, dafs es allein lohnt, sein Werk anzuschaffen, das bei beiden Schulen, im homöopathischen, wie im allopathischen Lager gerechtes Aufsehen machen wird.

Beide Bücher sind zu beziehen durch

Zahn & Seeger Nachf., Stuttgart,

letzteres besonders auch durch den Verlag:

Dr. W. Schwabe, Leipzig.